強肝 利膽 莫遲胰
診治照護保健全書

權威醫學博士
林肇堂 著

臺灣胰臟醫學會理事長
臺灣大學名譽教授
臺灣消化系醫學會名譽理事長
臺灣消化系內視鏡醫學會名譽理事長
義大醫院學術副院長

特別感謝

王德宏教授消化醫學基金會

財團法人王德宏教授消化醫學基金會成立於民國 85 年，由一群王德宏教授的朋友與學生共同捐款成立的非營利機構。其目的在消化系統疾病之防治與研究領域內，促進及鼓勵醫師研究，提供早期診斷與治療之資訊及教育，提供研究經費聘請研究人員及培育國內碩士及博士班學生，補助國內外學術交流經費及出席國際會議費用，舉辦或協助辦理宣導或研討會等醫療活動。

已出版相關叢書近 30 冊，為國內培育不少消化醫學專家，也為臺灣的內科醫學教育者留下很多重要史料，是國內少數以培育消化醫學人才、教育民眾消化醫學知識、保存消化醫學史料的非營利基金會。

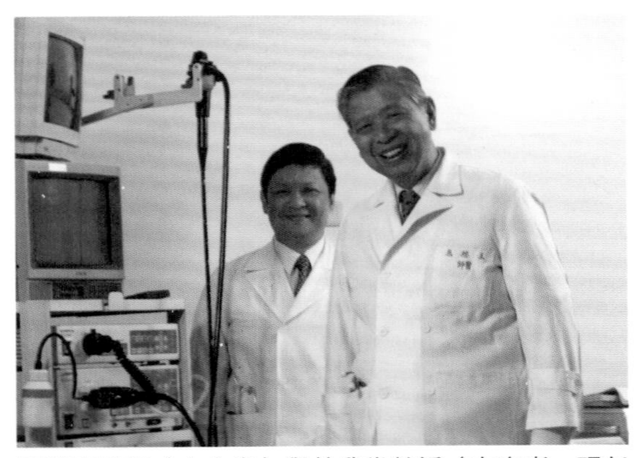

王德宏教授（右立者）與林肇堂教授（左立者。現任基金會董事長）肖像

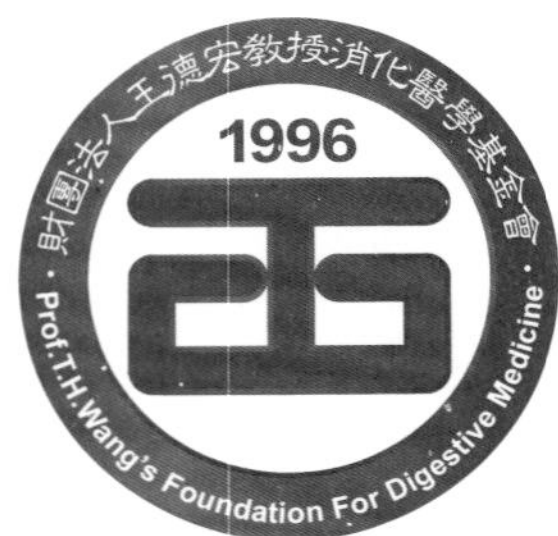

CONTENTS 目錄

CONTENTS 目錄

從常見到罕見、急性到慢性 肝膽胰疾病的全方位解析

推薦序

集結眾智新知護衛全民健康 臺灣肝膽胰防治的輝煌與挑戰

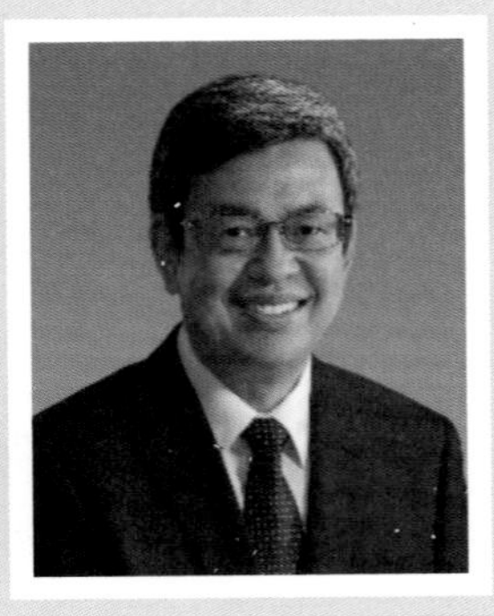

陳建仁 教授

- 中央研究院院士暨特聘研究員
- 中央研究院副院長
- 中華民國第 14 任副總統

近四十年來，癌症一直是國人的首位死因，肝癌則是首位癌症死因；慢性肝病與肝硬化，也一直排名在十大死因之列，肝病防治早已成為臺灣公共衛生的重大挑戰。在眾多傑出學者專家、醫護公衛人員、以及全體人民的不斷合作努力下，臺灣在肝病的研究與防治上，已經取得顯著的成果。特別是 1984 年展開的 B 型肝炎接種計畫、2003 年啟始的病毒性肝炎治療計畫、以及 2016 年推動的 C 型肝炎清除計畫，使得臺灣末期肝病的發生率和死亡率大幅降低。本人長期致力病毒肝炎與肝癌的研究，從事公共服務工作也推動肝病防治政策，深知成果得來不易，未來仍須繼續努力。我非常高興好友林肇堂教授編撰新書，透過淺顯易懂的解說，提升國人肝病防治知能，促進全民參與肝病防治，令人讚賞和欽佩。

1972 年，畢思理（R.Palmer Beasley）教授來到臺灣的「美國海軍第二醫學研究所」，與臺大公共衛生研究所林家青所長合作展開 B 型肝炎研究。1977 年，我在臺大公共衛生學系擔任林東明教授的助教時，經由林家青教授的推薦與林東明教授的同意，開始協助畢思理博士進行 B 型肝炎的研究，主要負責電腦程式設計及資料統計分析。畢思理教授的公保世代追蹤研究（GECC Study）發現，慢性 B 型肝炎帶原者發生肝細胞癌的風險是非帶原者的兩百倍。他的 B 型肝炎傳染途徑研究發現，慢性 B 型肝炎帶原的孕婦會透過垂直感染將病毒傳給新生兒。此外，透過 B 型肝炎預防接種臨床試驗更發現，接種 B 型肝炎免疫球蛋白（HBIG）和疫苗可以顯著降低垂直感染的風險。基於這些研究成果，行政院在 1981 年核定「加強 B 型肝炎防治計畫」，衛生署也在 1984 年展開新生兒 B 型肝炎接種計畫，歷年的接種覆蓋率都高達九成。接種過疫苗的出生世代，嬰兒猛爆性肝炎、慢性肝病與肝硬化、肝癌的死亡率都大幅度下降 75% 以上。

1979 年我考取公費留考，在林東明、林家青、畢思理等三位教授的推薦下，赴美國約翰霍普金斯大學攻讀博士學位。畢思理教授是我從事長期世代追蹤研究，以及設置生物檢體庫的啟蒙者；起初他是我的指導者，後來成為我的合作者。依循他在 1972 年於臺北市公保聯合門診進行 GECC 研究的典範，我也在臺灣七鄉鎮市展開了 REVEAL 研究。

1991 年我的研究團隊在臺灣 7 個鄉鎮市，徵得 23,820 名社區居民的同意，展開慢性病毒性肝炎世代追蹤研究（REVEAL Study）。經由不斷追蹤研究分析，逐步闡明慢性 B 型和 C 型肝炎的自然病史，確定血清病毒量、病毒感染標誌與基因變異、家族肝病史、酗酒習慣、年齡、性別等因素，都會影響末期肝病發展的風險，因此設計出慢性病毒肝炎發生肝硬化或肝癌的風險預測公式。此外，我們也發現慢性 C 型肝炎的健康危害並不侷限於肝臟，肝外表現可以擴及全身各器官系統，患者的健康風險必須整體全面評估。

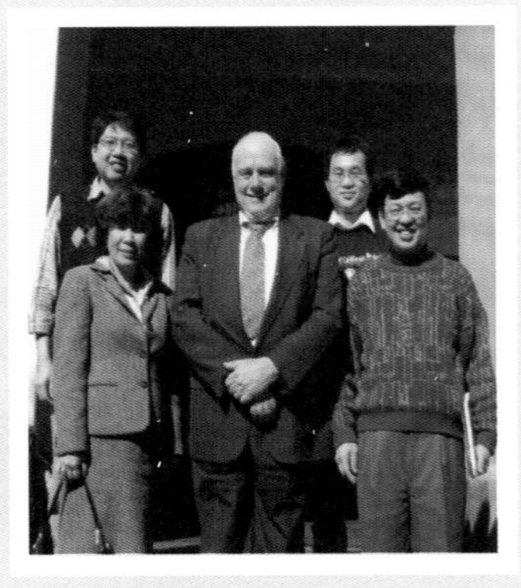

1990 年 畢思理教授、黃綠玉教授、游山林博士、楊懷壹博士與陳建仁副總統 攝於臺大醫學人文博物館。

2003 年我在衛生署長任內，推出 B 型肝炎和 C 型肝炎抗病毒藥物治療試辦計畫，將抗病毒藥物納入健保給付，提高治療可及性，使患者不再被動等待病情演變，也讓臺灣的肝炎防治工作進入了新的治療介入階段。2016 年在副總統任內，奉蔡英文總統指示，進一步推動國家消除 C 型肝炎政策，宣示臺灣要在 2025 年達成消除 C 型肝炎的目標，比世界衛生組織設定的 2030 年更早五年。這個具有挑戰性的目標，體現臺灣對公共衛生的堅定承諾，也促使產官學各界群策群力，共同參與這項重要任務。最近的研究分析發現，臺灣的慢性肝病與肝硬化、肝癌的死亡率，自 2003 年以來都呈現逐年下降的趨勢。

雖然臺灣過往完成不少肝病防治的工作，但是千萬不可自滿，畢竟未來的挑戰仍然十分艱鉅。病毒性肝炎的防治尚未畢竟全功，而代謝性脂肪肝與酒精性肝炎的危害已日漸嚴重，肝癌發生與死亡人數還需要繼續降低，普及肝臟健康與相關疾病的知識實在刻不容緩。

我樂見這本新書涵蓋了許多肝臟疾病，更欣然發現作者群都是學有專精的一時之選，包括蜚聲國際的學術領袖與醫界泰斗。當中有許多位教授學者，不但與我熟識多年，我們更有廣泛密切的合作，例如林肇堂、許金川、李伯皇、吳明賢、高嘉宏、余明隆等教授，可說是肝病研究的老戰友。

本書內容既豐富又專業，更難能可貴的是文字平易近人，而且搭配清晰易懂的圖示，編輯排版讓一般民眾可以輕鬆閱讀，容易理解。本書能順利付梓，肇堂兄的用心與功力，扮演關鍵角色，本書亦為他的嘔心瀝血之作。

我很誠摯地向各界推薦這本好書，它是一本深入淺出的肝臟健康指南，將為讀者提供肝臟疾病的可靠實用資訊，指導大家維護肝臟健康。我也深信，隨著這本書的廣泛流傳，更多民眾對肝病會有正確認識，不僅有助個人健康促進，更可推動臺灣社會朝向消除肝炎和肝癌威脅的目標邁進。

推薦序

綻放肝膽胰臟醫學新高峰 臺灣消化醫學巨擘齊聚書寫

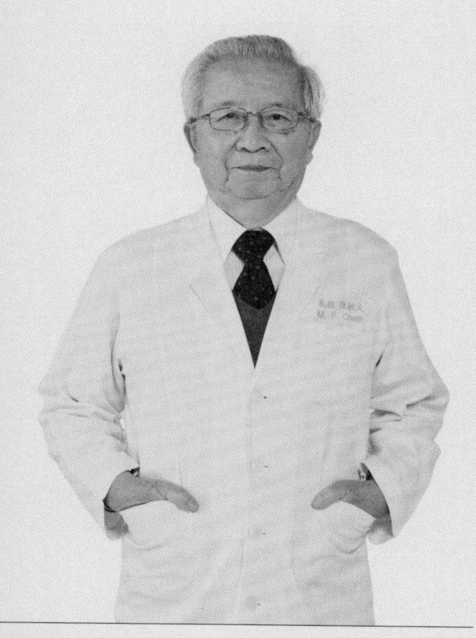

陳敏夫 外科教授

- 林口長庚醫院名譽院長
- 長庚醫院顧問級主治醫師
- 美國外科學院院士

1994 年，長庚大學外科黃燦龍教授與臺大內科林肇堂教授共同發起了一個學習團體的構想，邀請國內各界對胰臟疾病臨床診斷與治療有興趣的各科（包括內科、外科、影像醫學科、病理科等）醫師，成立了臺灣首個「胰臟俱樂部」。當時主導胰臟研究的內科醫師有首位操作 ERCP 的內科醫師暨臺灣消化內視鏡學先驅的臺大教授王德宏和林肇堂教授，外科方面則有黃燦龍教授和筆者本人。

有別於傳統醫學會的專題演講或新知報告形式，「胰臟俱樂部」的會議開始即是內外科醫師針對特殊病例的診斷治療，展開熱烈辯論。每位會員都可主動進擊或被動參與討論。當時大家都認為胰臟疾病診療困難重重，卻在這種真槍實彈式的交流中獲取新知，並促進不同領域專家間的溝通與共識。

經過 6 年的醞釀，在 2000 年由 161 位醫師學者共同成立了「臺灣胰臟醫學會」，我當仁不讓先擔任第一屆理事長；之後每 3 年改選一次，至今已 24 年。該學會開啟了胰臟疾病的基礎與臨床研究，延攬癌症專家，促進跨領域交流。現任理事長就是林肇堂教授擔任。

當林教授邀我為新書《強肝、利膽、莫遲胰》撰寫推薦序，我欣然應允但也深感重責。雖然某些胰臟疾病的研究仍舊未明，胰臟癌的早期診斷治療依然困難，但這本新書仍展現諸多新觀點和基礎知識，包括：利用 AI 輔助診斷胰臟癌、利用化療將不可手術的胰臟癌轉為可切除、罕見胰臟神經內分泌腫瘤新治療方式、自體免疫性胰臟炎診療新進展等，值得國人閱讀並鼓勵醫師持續努力突破。

2004 年，林肇堂教授被提名為臺大醫學院內科主任候選人。王德宏教授邀我擔任其中一位推薦人，另有謝博生教授及時任公衛學院院長陳建仁教授（現前副總統、前行政院長）推薦。經過評選，林教授順利當選內科主任。在其任內，他大力推動以中文撰寫內科學及消化醫學書籍，包括《臺大內科學講義》、《臺大內科經典》、《臺大內科菁英》、《臺大內科精華》等；其後還出版多本消化醫學科普書，諸如《好膽嘜走》、《心曠神怡》、《關注胰臟健康－莫遲胰》等。

2024 年，林教授邀集國內肝膽胰疾病專家學者，包括元老級許金川教授、領銜級吳明賢院長，以及 30 多位青年菁英醫師，共同撰寫新作《強肝、利膽、莫遲胰》。這本書紀錄了 50 年來臺灣在肝膽胰疾病診斷、治療及研究的重要里程碑，並納入最新診斷技術、治療策略、新儀器及藥物，以勾勒出該領域的未來願景。

誠摯推薦這本新書，無論是臨床醫師、實習醫師、醫學生、護理及醫事人員、內視鏡或超音波技術員、癌症個案管理師，還是一般民眾、肝膽胰疾病患者及其家屬等，皆可從中獲得新穎且正確的知識，提升診斷及治療品質。期待在肝膽胰疾病基礎及臨床研究領域裡，臺灣能創造更多驚人的成就。

推薦序

傳承經驗和啓迪創新 肝膽胰醫學迎向新浪潮

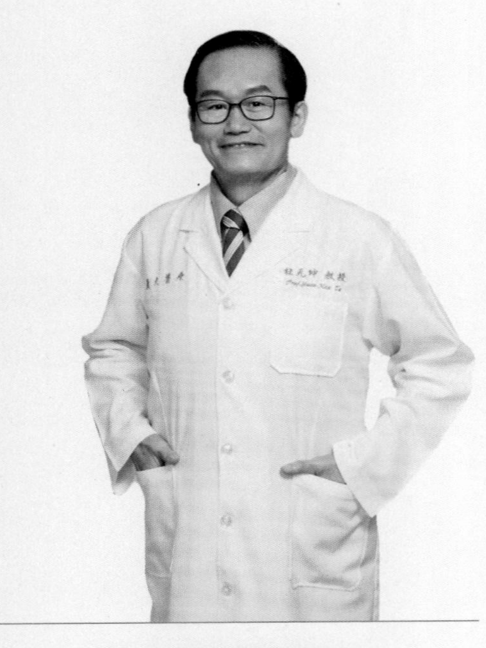

杜元坤 骨科教授

- 義大醫院院長
- 義大醫療決策委員會主任委員
- 國際外科學會榮譽院士

我於 2009 年認識林肇堂教授，當時他剛從臺灣大學借調至義守大學，擔任醫學院院長及義大醫院研究副院長一職。那時義大醫院雖提供優質醫療服務，但教學及研究體系仍處起步階段。林院長到任後，積極帶動師生、醫護及醫事人員的教學活動，建立醫院倫理委員會，鼓勵執行各種研究計畫，開辦核心實驗室等，很快使得義大醫院通過教學醫院評鑑，成為南臺灣居民信賴的準醫學中心及重症醫療醫院。

憑藉豐富教學經驗及卓越研究能力，林教授於借調義大任務完成返臺大後，隨即又獲延攬至輔仁大學擔任醫學院院長，並於2017年協助創建輔大醫院；後又應邀至中國醫藥大學附設醫院，擔任消化醫學中心院長。2022年，我們再度爭取林教授返回義大醫院，出任學術副院長兼醫療決策委員會副主委，全力推動學術研究、延續人才培育，擴大國際合作研究，促使義大醫院的研究得以順利落地生根。

林教授累積35年臨床診療經驗，曾舉辦「林肇堂教授消化病例討論會」的與會醫師、學生遍及全臺各大醫院，包括臺大、國泰、新光、耕莘、臺中中國附醫、臺中澄清、沙鹿童綜合、嘉義基督教、高雄阮綜合及高雄義大等醫院。每位學生們對林教授精闢的臨床推理與影像分析欽佩讚賞有加，視為消化醫學界極受好評的名師。

2023年，林教授邀請其傑出學生，包括臺大醫院吳明賢教授、吳俊穎教授、邱瀚模教授、李宜家教授、劉志銘教授等名醫，分享私房病例或撰寫專業文稿以豐富首部新書《腸保健康好胃來》。這本胃腸科普書問世後，隨即登上博客來排行榜第一，亦暢銷至今。

2024年初，林教授再次邀集國內肝膽胰專家學者，包括元老級、領銜級及青壯年菁英醫師共同撰寫第二本新書《強肝、利膽、莫遲胰》，內容可謂消化醫學界數十年難能可貴盛事！此次內容，亦有義大醫院諸多林教授同僚及學生投稿，包括：素有臺灣肝臟移植領航者的臺大名譽教授暨義大特聘兼任講座教授李伯皇，描述一位肝癌病人接受肝移植後存活逾 24 年，重獲新生的動人故事；義大醫學系許耀俊教授撰寫三篇 B 型肝炎的病例分享與討論，清楚明瞭的解答病患常見疑問；義大內科的林志文教授分享酒精性肝病防治之道；義大癌治療醫院的曾政豪主任提出肝癌治療方式；義大胃腸肝膽科的王文倫及內視鏡科的李青泰主任成功利用內視鏡「壺腹切除術」，省卻複雜的傳統手術且獲得好成效。

《強肝、利膽、莫遲胰》匯集臺灣肝膽內外科領域的老中青三代專家，淬鍊出的經驗傳承與創新勇氣。全書編排活潑、用字淺顯易懂、插圖生動，使讀者在富有趣味中理解肝膽胰系統與疾病關係。如此精美實用的科普力作，適合專業醫師共讀以獲取新知、大眾每人一本珍藏備用，值得大力推薦！

推薦序

醫學知識傳播的力量
貼近專業的智慧來造福眾生

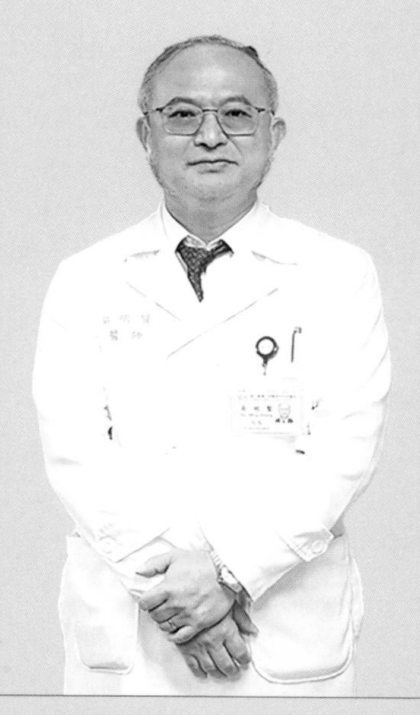

吳明賢 內科教授

- 臺大醫院院長
- 臺灣醫學會理事長
- 臺灣內科醫學會理事長

在這個資訊碎片化的時代，閱讀仍是尋求困難問題解方最有效的方式。然而，大放厥詞的網紅和素質低落的媒體，讓社會越來越無力思考。網路上充斥著未經查證的博人眼球報導，而經得起實證的醫學進展反而付之闕如，甚至出現劣幣驅逐良幣的現象，令人扼腕。因此，許多人希望能有專家學者願意花時間編輯出版書籍，畢竟這世上只有「不知之症」而無不治之症。正確的醫學知識與觀念推廣，才是正本清源之道。

提及林肇堂教授作為大學教師，不僅在醫學研究堪稱大師級，其領導團隊及醫療服務也有傑出輝煌的成就；很幸運的我曾在消化醫學之路上獲得他的授業真傳，實為我的人生恩師。林教授除了帶領學生進入消化醫學領域一窺課堂奧秘外，他也熱衷將艱深的醫學知識及技術以淺顯易懂的方式呈現，並出版專書來教育民眾以貢獻社會。林教授的著作皆用淺白文字解釋專業知識，目的是希望沒有受過醫學訓練的普羅大眾能讀懂；如此用心著墨，不僅對各個專業領域，甚而醫學專業都是極為困難的挑戰。林教授先前出版的《腸保健康好胃來》一書就是以如此觀點，獲得很大的迴響，將「行內人」的知識傳達給外行人，成為不折不扣的暢銷書。

今年，林教授再接再厲，登高一呼，號召肝膽胰領域的專家且大部分均是「徒子徒孫」的後輩學生，以一貫的書寫風格及權威知識，編成這本《強肝、利膽、莫遲胰》。從臺灣國病的肝病開啟，到令人聞之色變的胰臟癌，書中涵蓋了診斷方式、藥物或手術治療的進展，甚至是最熱門的免疫、細胞治療及人工智慧應用。此書不僅具有大眾化的可讀性，其專業內容的正確性及前瞻性也十分突出，值得關心自己健康的一般民眾及相關從業人員精實閱讀，值得鄭重且大力的推薦！

作者序

跨世代醫學傳承之道
提升肝膽胰健康的權威指南

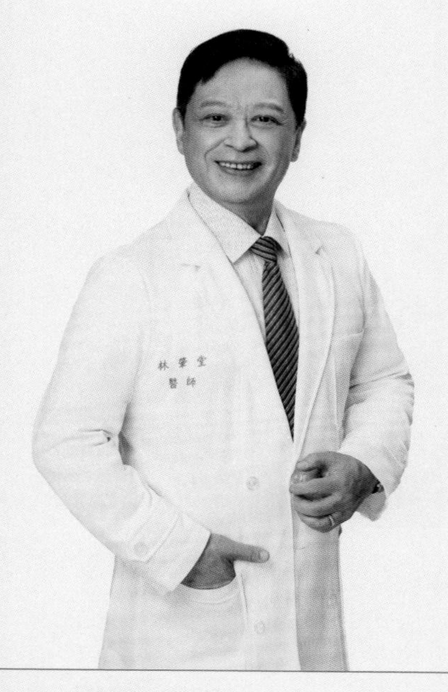

林肇堂 教授

- 臺灣胰臟醫學會理事長
- 臺灣大學名譽教授
- 臺灣消化系醫學會名譽理事長
- 臺灣消化系內視鏡醫學會名譽理事長
- 義大醫院學術副院長

從讀者到譯者　歷程的蛻變

1971 年，我進入臺大醫學系就讀。大三基礎醫學課程中，都是大量拉丁文醫學術語和全英文教科書，面臨了巨大挑戰。當時，中文醫學教材幾乎絕跡。當時的我們不得不同時背誦拉丁文解剖名詞和研讀英文教科書，這種學習方式極為艱辛。在那段歷程中我就常思考：為何臺灣醫界前輩不翻譯或編寫中文醫學教科書呢？

1979 年，成為臺大醫院內科住院醫師後，我與外科張北葉醫師合作翻譯《麻醉學手冊》，開啟了譯者生涯。隨後，在謝維銓教授的指導下，又翻譯了《傳染病學》。1984 年，在王德宏教授指導下翻譯《實用腸胃學》時，讓我深入理解了國外消化醫學教材的精髓，也再次認識到將專業醫學知識準確轉譯成中文的重要性。

初心致力出版　臺灣醫學專書

1982 年，我初次參加日本醫學會時，被琳瑯滿目的醫學書籍攤位深深吸引。精美的排版和豐富的內容激發了夢想：希望有朝一日，臺灣也能出版如此高質量的醫學專著。這個願景驅使我在 1990 年整理臺大醫院腸胃科的病例，出版了兩本專書：《消化系醫學：影像判讀與病例分析》，分別涵蓋胃腸篇和肝膽胰篇。隨後，仍持續在消化醫學領域耕耘；1995 年為健康世界出版社撰寫了《胃腸疾病與幽門螺旋桿菌》，並於 2000 年發行第二版。

我的創作熱情未曾減退，2004 年出版《消化醫學：病例解析》，2014 年推出《消化內視鏡新進展》，2016 年又完成《消化疾病之臨床推理與決策》。這一系列專業書籍的出版，體現了對提升臺灣醫學文獻質量的不懈追求。

然而，臺灣醫師購買專業醫學書籍的意願偏低，現實不免影響了我持續創作的熱情。儘管如此，仍堅持初心的我，努力為臺灣醫學出版事業貢獻自己的力量，希望能夠激發更多同行對專業知識的追求，共同提升臺灣醫學界的學術水平。

推廣醫學知識　傳承惠及大眾

「王德宏教授消化醫學基金會」自 1996 年成立以來，我們更致力於推廣消化醫學教育。從 1997 年開始，基金會陸續出版了《胃何不輪轉？》、《胃何不舒服？》、《胃何不下嚥？》、《好膽嘜走》、《心曠神胰》、《腸治久安》、《食全食美》、《消化大補帖》、《消化問題大解惑》、《Say No to 大腸癌》、《關注胰臟健康－莫遲胰》等 20 多本科普書籍，涵蓋了從胃部問題到大腸癌預防等多面向的消化系統健康知識。這些書籍以淺顯易懂的方式解釋複雜的醫學概念，旨在提高民眾對消化健康的基本認識。

然而，隨著互聯網的普及，人們越來越傾向於在網上搜尋免費的健康資訊。這種趨勢帶來了新的挑戰：網上資訊良莠不齊，普通民眾往往難以辨別其準確性。同時，在實際就醫過程中，患者難以準確描述自己的症狀，而醫生使用的專業術語又常常令患者感到困惑，導致溝通不暢。因此，凸顯了可靠且易懂的醫學資訊之重要性，確保民眾能獲得準確和實用的健康知識，以及改善醫患溝通的迫切需求，提升整體社會的健康水平。

首本胃腸學科普書　穩居暢銷榜首

2023 年，我們出版《腸保健康好胃來》這本胃腸學科普書，旨在為一般民眾、醫師和醫事人員提供最新、最準確的消化醫學資訊。摒棄了傳統醫學書籍的說教方式，改以生動的故事形式介紹真實病例，並用淺顯易懂的語言取代艱深的醫學術語。

書中添加了生動的示意圖和精簡的圖表，以加強讀者對疾病的理解。這種創新的呈現方式使得整本書更加易懂且富有啟發性，還證明嘗試後非常成功；《腸保健康好胃來》出版後僅一個月就登上博客來書店排行榜榜首，並持續暢銷至今，成為深受歡迎的胃腸學科普讀物。

臺灣肝膽胰醫學界　跨三代精華的傳承之作

《強肝、利膽、莫遲胰》是一部由臺灣三代消化系統專家共同撰寫的重要著作，旨在應對肝病作為臺灣國病、肝癌高發生率以及膽胰疾病治療新進展等問題。這本書涵蓋了 29 例常見的肝、膽、胰疾病，以及 10 篇關於消化醫療新境界的文章，堪稱一部診斷和治療肝膽胰疾病的小百科全書。

本書匯集了國內頂尖專家的智慧，包括元老級的臺大名譽教授許金川、李伯皇等，領銜級的臺大醫院院長吳明賢、臺灣消化醫學會理事長高嘉宏等，以及 40 多位青壯年醫師。龐大的跨世代陣容不僅見證了臺灣半個世紀以來，在肝膽胰疾病診療研究方面的成就，還介紹了最新的診斷技術、治療策略、新儀器和新藥物，同時展望了未來發展。

儘管面臨出版業的挑戰，我仍堅持 30 多年來致力於消化醫學教育的熱忱和初衷，希望通過這本書為臺灣民眾提供最準確的健康教育知識，共同實現「強肝、利膽、莫遲胰」的目標。這部著作不僅是一本醫學參考書，更是凝聚多代專家智慧的醫學巨著，對提升臺灣民眾的肝膽胰健康具有重要意義。

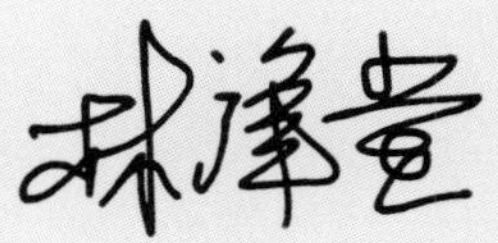

特別企劃❶

沉默三兄弟
肝、膽、胰功能介紹

臺大醫院內科部胃腸肝膽科主治醫師‧臺大醫學院醫學系內科臨床教授‧蘇東弘醫師

古人常說「肝膽相照」，肝臟和膽囊不僅在位置上緊密相連，功能上也是互相照應；不過，彼此關係密切的不是只有肝臟和膽囊而已，還有一般人較為陌生的胰臟。肝、膽、胰這三個器官就像是好兄弟、好鄰居一般，在結構上密不可分，病理上又交互影響，形成一個獨特的系統。

肝臟、膽囊及胰臟被稱為「沉默三兄弟」，因為這三個器官發生病變初期都沒有明顯症狀，等到察覺不對勁時，往往病情已較為嚴重。此外，肝、膽、胰這三個器官由膽管連接著，彼此環環相扣，當三兄弟其中一個出問題時，另外二個可能也會遭受波及。舉一個臨床上常見的案例，當膽汁太濃稠時易形成膽結石，若結石的位置靠近膽管及胰管交會處，並且一直卡著排不出去時，就可能演變為膽管炎及胰臟炎。反之，臨床上也常因為觀察到其中一個器官出現異常，進而推測其它二個器官可能出現的病變。例如，黃疸和膽汁代謝及排出有關，整個過程會牽涉到肝、膽、胰三個器官，因此，當患者出現黃疸症狀時，醫師會去推估可能是哪個環節或哪個器官出狀況，並且一一釐清可能性，而不是單純的只管膽囊而已。

人體的超級化學工廠 肝臟

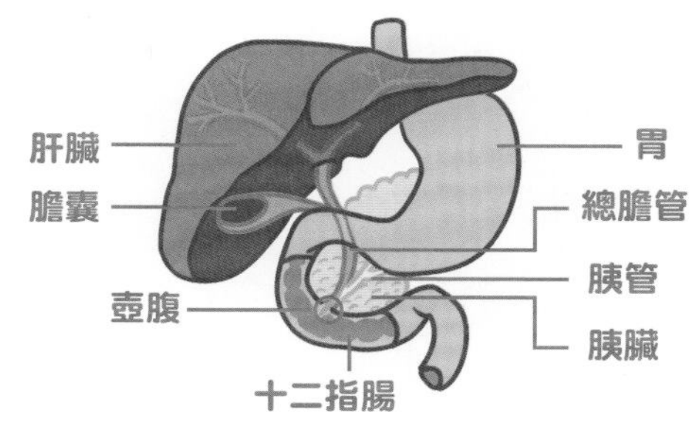

不管是從體積或功能上來說，肝臟絕對是三兄弟之中的大哥。肝臟位於上半身右側，是人體最大的器官，重量約 1.5 公斤左右，看起來像是一個三角形。肝臟主要由四種細胞類型所組成，佔總數 70%的肝細胞，是主要實質細胞，剩下的 30%則是由星狀細胞、血管內皮細胞及巨噬細胞所組成。

肝臟還有一項其它器官所沒有的特性，那就是可以再生。活體肝臟捐贈移植時，捐肝者會切掉一部分的肝給受贈者，大家應該滿好奇的，肝臟被切掉這麼多，還能維持正常機能嗎？完成肝臟移植手術後，受贈者身上也並非完整肝臟，是否能發揮應有的功能呢？其實，肝臟擁有獨特的再生修復能力，肝臟切除後半年內就會慢慢長出新的肝臟，雖然體積可能沒辦法恢復成原來的大小，但人類只要擁有 30%的肝臟，就可以維持正常的生理機能，同樣的道理，受贈者雖沒有完整的肝臟，但已足夠使用。

肝臟總共有兩套血管，是血流

相當豐富的器官，除了肝動脈之外，還有一條肝門靜脈，前者來自於主動脈，提供肝臟四分之一的血流，後者則是負責將消化道及脾臟的血液送入肝臟，佔肝臟四分之三的血流。因為有雙重血流供應系統，所以肝臟的血流量非常大，每分鐘大約有一至兩公升的血液流經其中，而心臟送出的血流中，大約有四分之一被送往肝臟。

從外觀上來看，肝臟由相連的兩個部分（葉）所組成，右葉較大，左葉較小，為了手術及處理病灶時方便定位，臨床上依據其血流走向區分為「八小葉」，包含肝臟左葉的一至四小葉，以及肝臟右葉的五至八小葉。

我們常聽到「肝臟是人體的化學工廠」這句話，可見它的功能非常複雜，肝臟肩負著代謝、儲存、合成、解毒及消化等任務。

代謝功能

食物從口腔進入人體，經腸胃道消化、吸收，養分就會隨著肝門靜脈血流進入肝臟，並且進行代謝活動。許多營養物質的新陳代謝，都是在肝臟中進行，包括醣類、蛋白質、脂肪及維生素等。例如，食物中的脂肪被消化成脂肪酸，進入肝臟代謝後成為膽固醇及三酸甘油脂，然後再被運出肝臟外面。值得注意的是，當肝臟代謝功能欠佳時，或血流攜帶過多脂肪酸到肝臟，超出肝細胞可以處理的範圍，脂肪就會被堆積在肝臟內，進而成為脂肪肝。

儲存功能

肝臟可以把過剩的葡萄糖轉化為肝醣，或過剩的脂肪酸轉化為脂質儲存起來，當人體缺乏能量時，肝醣及脂質就會被分解成葡萄糖及脂肪酸，並且提供細胞使用。

合成功能

肝臟還具有合成作用，像是白蛋白及血液凝固因子等，都是由肝臟製造的。肝功能不好的病人，因為無法生成足夠的白蛋白，導致血液滲透壓下降，因此容易造成水腫或產生腹水。此外，當肝臟發生病變時，凝血功能也會受到影響，皮膚就容易瘀青或出血，甚至發生腸胃出血及其他血流不止的情況。

解毒功能

腸道的代謝廢物（例如氨）及毒素從肝門靜脈進入肝臟後，會經由肝臟的解毒程序轉變為無毒，之後再從腎臟（尿液）或腸道（糞便）排泄出去。由此可知，肝臟就如同腸道的守門員一樣，會先將有害物質過濾、阻擋下來，以避免人體遭到危害。不過，當肝臟解毒功能失常，無法處理人體所產生的毒素或廢物，或毒性超越肝臟的解毒能力時，就會引發病變。例如，患者因肝臟解毒能力下降，導致體內的氨含量太高，就可能發生「肝昏迷」的現象。此外，若肝臟無法代謝藥物，就會引發「藥物性肝炎」，當感染物質（如細菌）經由血液循環進入肝臟，也可能損害肝細胞，導致肝化膿（肝膿瘍）的情況。

消化功能

提到消化器官，一般人可能會直接聯想到腸、胃，對於肝臟的消化功能卻不是那麼的熟悉。其實，人體的消化流程非常複雜，包含口腔、食道、胃、小腸、大腸、肝臟、膽囊及胰臟等，這些器官分工合作，才能讓食物的營養被好好的消化及吸收。當食物從口腔、食道開始進入人體消化的旅程後，首先會被胃酸分解，再經由胃部的蠕動及攪拌混合成為漿狀物，以利大、小腸吸收。當食物從胃幽門被送至小腸後，膽汁及胰液就會幫助食物進一步分解，待小腸進行消化、吸收之後，就會藉由蠕動將食物推向大腸。膽汁和胰液在總膽管交匯，再注入十二指腸，主要功用是消化脂質及脂溶性維生素，不過，膽汁並非由膽囊分泌的，而是肝臟所製造的。簡而言之，肝臟就如同製造膽汁的工廠，而膽囊則是負責儲存的倉庫。

膽汁的倉庫
膽囊

膽囊位於肝臟的下方，是肝臟的好鄰居、好兄弟。肝臟每天大約會製造 500C.C. 的膽汁，再順著膽管系統進入膽囊儲存與濃縮。每當我們吃進食物後，需要膽汁幫助消化時，膽囊就會開始收縮並且擠出膽汁，接下來膽汁就會經由膽囊管、總膽管及壺腹進入十二指腸中，以協助將油脂分解。

膽囊並非必須器官，若是急性膽囊發炎，必要時是可以切除的，不過，失去膽囊這個倉庫後，肝臟製造的膽汁就會直接分泌到十二指腸裡，因為沒有經歷

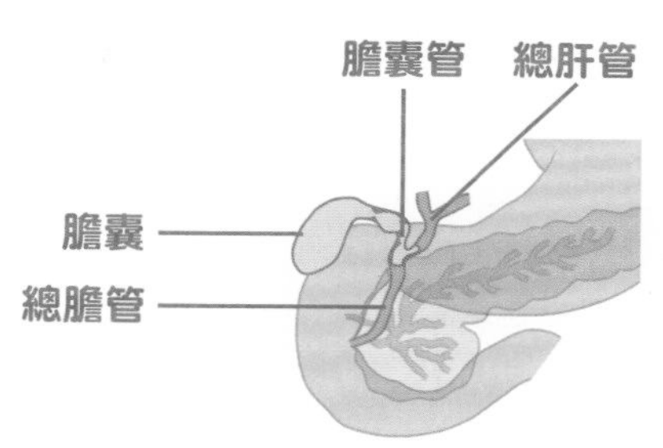

膽囊濃縮膽汁的過程，對於脂肪的消化能力就會變差，吃到油脂含量較高的食物就易腹瀉。因此，建議已切除膽囊的「無膽之人」，應避免多吃高脂肪、太過油膩或油炸過的食物，並且於飲食中增加纖維質的攝取量，以增進腸道蠕動及消化功能。

內外分泌功能兼具的器官 胰臟

胰臟位於上腹中央偏左，鄰近肝臟及膽囊，不過，由於胰臟深藏於後腹腔內，除了有胃擋在前方之外，也常被大腸所遮蔽，因此早期病變不易被偵測到。胰臟是橫向、長形的腺體，長約十五至二十公分，寬約二點五公分，重量約七十五至一百公克，從結構來看，又可分頭部、頸部、身體及尾部等四個部分。一般人可能對胰臟較為陌生，不過它卻是人體唯一同時具有外分泌（消化）及內分泌功能的重要器官。

胰臟的外分泌腺每天可製造一千二百至一千五百 C.C. 的胰

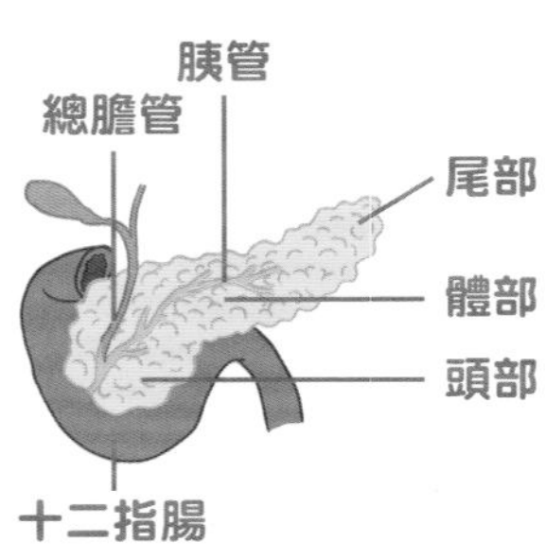

液，屬於鹼性的消化酵素。胰液裡包含可以分解澱粉的「胰澱粉酶」、可以分解脂肪的「胰脂肪酶」，及以分解蛋白質的「胰蛋白酶」，這些消化酵素會從胰管通道，流至十二指腸之中。當胰臟健康出狀況時，對於澱粉、脂肪及蛋白質的消化能力就會變差，進而造成腹瀉等情況，臨床上，也會透過檢驗胰澱粉酶及胰脂肪酶，來確認胰臟是否出現發炎的問題。

胰臟的內分泌細胞存在於胰

島中，包含了 α-細胞、β-細胞等。α-細胞會分泌升糖素，進而升高血糖，β-細胞則是分泌胰島素，發揮降低血糖的作用，升糖素及胰島素互相制衡，可以達到調控血糖的功用。

特別企劃❷

留意隱藏的危險訊號
肝、膽、胰疾病症狀

肝病曾有臺灣國病之稱，而胰臟癌則被視為癌王，可見肝、膽、胰三兄弟影響國人健康甚鉅。肝臟、膽囊及胰臟既然被稱為沉默三兄弟，疾病一開始的症狀一定不容易被發現，可能已經悄悄發炎了，患者本身卻完全沒有感覺。雖然肝臟、膽囊及胰臟都屬於沉默的器官，但只要用心留意，還是可以察覺它們發出的警訊。

·臺大醫院內科部胃腸肝膽科主治醫師
·臺大醫學院醫學系內科臨床教授
蘇東弘 醫師

肝臟異常的症狀

「肝若是好，人生的彩色的；肝若是不好，人生是黑白的。」從這句大家耳熟能詳的廣告詞當中，我們可以體會肝臟對健康的重要性。當肝臟生病時，可能會出現以下徵兆，建議最好盡快就醫：

肝炎

肝臟剛開始發炎時，通常不會有明顯症狀，有些患者可能會先出現發燒的情況，有些則會覺得疲倦。雖然很多人會把疲倦、倦怠和肝不好劃上等號，但還是要提醒大家，造成疲倦的原因很多，未必都和肝臟有所關聯。除了上述症狀之外，噁心、食慾下降等情況，可能也是肝臟出問題的警訊。當眼白變黃或皮膚呈現黃褐色時，表示已經出現黃疸現象，代表肝臟這個解毒工廠已經發生危機。臨床上，有時會遇到病人因皮膚變黃而擔憂自己的肝不好，仔細詢問後才發現原來是吃多了南瓜、胡蘿蔔或木瓜等含葉黃素蔬果，皮膚累積過多的 β 胡蘿蔔素才變黃，只要停吃一段時間後，就可以恢復正常。

肝硬化

當肝臟持續發炎、受損，就會造成纖維組織增生及肝細胞結節狀再生，從而使肝臟變硬，成為肝硬化。肝硬化會讓肝臟功能逐漸衰退，影響原本合成白蛋白及血液凝固因子的功能，進而引發水腫、腹水、容易瘀青或出血等問題。此外，肝硬化也會讓肝門脈壓力上升，原本應進入肝臟的血液就會流至脾臟，造成脾臟腫大。肝硬化常見的併發症還有肝昏迷，由於體內的氨大量堆積，導致意識異常，患者可能會出現昏昏沉沉、日夜顛倒、言行失序或昏睡不醒等種種狀況。

肝癌

慢性肝炎、肝硬化、肝癌，是所謂的「肝病三部曲」，肝炎及肝硬化若沒有妥善治療，確實有可能進展至肝癌。除了食慾下降、體重減輕及發燒等所有腫瘤患者常見的問題之外，肝癌病患還可能因病灶生長的情況及位置，進而出現不同的症狀，例如，當腫瘤壓迫到膽管導致膽汁運輸不順暢時，就會出現黃疸；若肝癌生長在肝臟表面，壓迫到肝臟包膜上的神經就會造成腹痛。

膽囊炎的症狀

顧名思義，膽囊炎是指膽囊發炎的情況，膽囊不會無緣無故自己發炎，通常和膽結石有關，其它原因可能還包括感染、腫瘤及外力刺激等。當膽囊發炎時，最典型的症狀就是右上腹痛，也就是所謂的「膽絞痛」，特別是吃了一頓油脂含量較高的食物，大約餐後半小時至一小時之間，常會出現右上腹痛的情況。膽囊炎會造成疼痛，主要是膽囊想把膽汁送進腸道裡來幫助消化，因此持續的收縮著，但膽管卻因結石或其它原因阻塞，導致膽汁運輸無法暢通。

比較特殊的是除了腹痛之外，膽囊炎還可能出現右肩胛骨或右後背等轉移性疼痛，此外，還可能伴隨發燒、黃疸、皮膚搔癢、食慾不振、噁心、嘔吐等症狀，若有上述情況時，建議盡快至肝膽胃腸科門診就醫。

胰臟炎的症狀

胰臟炎又可分為急性及慢性，膽結石、過量飲酒及高脂血症往往是引發急性胰臟炎的主因，慢性胰臟炎的成因眾多，大多數為慢性飲酒造成，但若急性胰臟炎反覆發作，也有可能演變成慢性胰臟炎。當急性胰臟炎發生時，患者會感覺上腹部疼痛，通常進食後疼痛感會加劇，有時還會蔓延至背部，常常須彎下腰來才感覺比較舒服。急性胰臟炎還可能出現噁心、嘔吐及發燒等症狀。慢性胰臟炎患者因消化酵素分泌不足，消化功能也會受到影響，因此會造成腹瀉、腹脹，甚至是排出油便、脂肪便的情況。慢性胰臟炎患者，亦可能因長期消化不良導致體重減輕，或因胰島素分泌不足時，進而產生糖尿病。

特別企劃③

早發現早康復

肝、膽、胰疾病的診斷方式

臺大醫院內科部胃腸肝膽科主治醫師
臺大醫學院醫學系內科臨床教授
蘇東弘 醫師

肝臟、膽囊和胰臟最大的問題就是「沉默」，即使已經罹癌了，症狀還是難以察覺，因此容易錯失早期診斷、早期治療的黃金時機。想要避免沉默三兄弟發生致命危機，最重要的就是定期檢查。臨床上，常利用抽血檢測及腹部超音波等方式來確認肝、膽、胰的健康狀況，萬一不幸發現病變時，也可以及早處理。

肝、膽的腹部超音波檢查

超音波是透過高頻音波的穿透及反射，觀察

身體組織或器官的情況，因此比較適合使用於實心或裡面有液體的器官。此外，超音波又具有無輻射、無痛及方便快速等諸多優點，因此目前臨床上常把腹部超音波，當成肝膽疾病的初步篩檢工具。不過，超音波掃描檢查的品質，較依賴操作者的專業知識及經驗，有時可能會因此影響準確度。

腹部超音波非常適合肝臟的檢查，舉凡脂肪肝、肝硬化、肝腫瘤、肝膿瘍、肝囊腫及肝血管病變等，都可以利用超音波看出異常。因為超音波無害且方便的特性，臨床上會要求 B 型肝炎、C 型肝炎及肝硬化等病人，每三至六個月接受一次超音波檢查，以利於及早揪出肝癌。

腹部超音波也是檢查膽囊利器，通常可以從中看出膽囊是否有息肉、結石或腫瘤，或者膽囊壁有無變厚，一旦發現異樣，除了適當治療之外，還會要求患者每年定期做一次腹部超音波檢查。

胰臟疾病的影像診斷

胰臟因為隱身於腸胃道的後方，透過腹部超音波只能觀看到頭部或體部等沒有被胃腸氣遮擋住的地方，因此，腹部超音波大約只能揪出七、八成左右的胰臟病變，其它部分則須藉由間接徵兆，來推測胰臟的健康情況，例如，胰臟腫瘤或慢性胰臟炎可能會讓胰管管徑異常擴大，若觀察到胰管出現異樣時，則會利用其它方式，進一步確認胰臟是否出現問題。

因為胰臟難以用腹部超音波進行完整的檢查，臨床上也會利用其它工具，例如核磁共振造影檢查（MRI）、電腦斷層（CT）等，來偵測是否有癌症腫塊。上述兩種影像檢查方式，因為會注射顯影劑來增強顯影效果，成效不受操作人員的經驗所影響，檢查結果會比較客觀一些。

不過，近來內視鏡超音波（EUS）也成為檢查早期胰臟癌的新選擇之一。所謂內視鏡超音波是指將超音波探頭安裝於內視鏡前端，再經由口腔、食道深入至胃部或十二指腸，如此就可以透過十二指腸壁，觀察到完整的胰臟。內視鏡超音波還有另一項優勢，就是觀察到胰臟出現病灶時，可以直接進行穿刺取樣，對於病人而言，也能少受一些痛苦。

膽管病變的影像診斷

膽管是像水管一樣細細的通路，超音波對於檢測膽管疾病的靈敏度都不夠好，臨床上需要敏感度更高且非侵入式的篩檢工具，因此「核磁共振膽胰道攝影術（MRCP）」也就因應而生。核磁共振膽胰道攝影術是專為膽管及胰管設計的檢查方式，非侵入性，也不需注射顯影劑，就能得到詳細的膽胰道立體影像。

除了核磁共振膽胰道攝影術之外，另一項診斷膽管疾病的工具是「內視鏡逆行性膽胰管造影術（ERCP）」，也就是一般所說的「膽管鏡」。膽管鏡檢查是從口腔放入內視鏡，經食道、胃部到達十二指腸，找到膽胰管的出口後，再經由導管注射顯影劑，藉以評估膽管或胰管是否發生病變，同時還能給予治療；例如，透過內視鏡的器械將支架放置於膽管，進而將膽汁引流出來，以改善膽管阻塞的問題。

肝、膽、胰疾病的血液檢查

想要知道肝、膽、胰三兄弟的健康情況，抽血檢查是最常見也是最方便的方式，藉由血液檢查報告上的數值，來研判肝、膽、胰的功能是否正常。不過，抽血檢查的項目非常多，常讓人看得眼花撩亂，到底哪些才適合自己呢？建議不妨多諮詢醫師，再依據個人的情況，進一步規劃健檢的內容。

肝功能檢查

肝臟的功能非常多元，因此，抽血檢驗肝功能時，也必須利用多項檢查來評估它的真實狀況。在眾多血液檢驗項目之中，最為大眾所熟知的應該就是「肝功能指數」，也就是透過檢測血液中的兩種酵素（轉胺酶），來了解肝細胞壞死的狀況，以進一步評估肝臟是否處於發炎狀態。

AST、ALT 檢查

天門冬胺酸轉胺酶（AST，又名 GOT）
肝臟發炎指標；敏感性高，但專一性不夠，當運動過度或溶血時，也會導致 AST 指數上升。
丙胺酸轉胺酶（ALT，又名 GPT）
肝臟發炎指標；ALT 對肝臟專一性較高。

免疫球蛋白檢查

免疫球蛋白又稱為「抗體」，在免疫系統中扮演辨識及中和病毒、病原等角色。免疫球蛋白 IgG 是人體最多的抗體，也是保護力的重要指標，除了一般感染時數量會升高之外，自體免疫疾病及自體免疫肝炎，也會讓 IgG 變高。免疫球蛋白 IgG 又可分為四種亞型，其中 IgG4 和過敏及自體免疫胰臟炎有關。

IgG、IgG4 檢查

免疫球蛋白 G（IgG）
檢驗自體免疫肝炎指標。
免疫球蛋白 G4（IgG4）
檢驗自體免疫胰臟炎及自體免疫膽管炎指標。

白蛋白/球蛋白比值檢查

血液中的蛋白主要是白蛋白及球蛋白，白蛋白是由肝臟所合成的，若白蛋白過低，代表肝臟可能出問題了。臨床上會以檢測兩者比例的方式，來判斷是否罹患肝病，當白蛋白比球蛋白的比值小於 1 時，就須留意肝臟的健康情況。

Alb / Glo 比值檢查

白蛋白（Alb）/ 球蛋白（Glo）
比值小於 1 時，可能罹患肝臟疾病如肝硬化和其他肝病、慢性腎絲球腎炎、腎病症候群、骨髓癌、類肉瘤病等。

鹼性磷酸酶（ALP）、麩胺酸轉胺酶（GGT）檢查

鹼性磷酸酶主要來自肝臟、骨骼及腸道等，當 ALP 數值上升，表示相關器官可能有狀況；肝膽異常及酒精性肝病時，血液中的麩胺酸轉胺酶活性會上升，因此 GGT 增加也被視為肝膽病變的特徵之一。

ALP、GGT 檢查

鹼性磷酸酶（ALP）
檢測肝病、膽道阻塞及骨骼病變指標。
麩胺酸轉胺酶（GGT）
檢測脂肪肝、酒精性肝炎及膽道疾病指標。

總膽紅素（T-Bil）、直接膽紅素（D-Bil）檢查

膽紅素是判斷黃疸的重要指標，總膽紅素及直接膽紅素上升，可能與阻塞性黃疸、膽道疾病或是肝炎有關。

T-Bil、D-Bil 檢查

總膽紅素（T-Bil）
檢測阻塞性黃疸、膽汁淤積、膽管炎的指標。
直接膽紅素（D-Bil）
檢測膽汁淤積、膽道阻塞的指標。

胰澱粉酶（Amylase）、胰脂肪酶（Lipase）檢查

胰液裡的胰澱粉酶及胰脂肪酶，是幫助食物消化的重要酵素，當胰臟急性發炎時，血液中的胰澱粉酶及胰脂肪酶含量會上升。當胰臟慢性發炎時，血液中的胰澱粉酶及胰脂肪酶含量可能會稍微上升或是正常。

Amylase、Lipase 檢查

胰澱粉酶（Amylase）
檢測胰臟炎指標。
胰脂肪酶（Lipase）
檢測胰臟炎指標，且較胰澱粉酶更具專一性。

肝纖維化指數（FIB-4）檢查

從肝炎到肝硬化會經歷肝纖維化的過程，若從病理上區分，肝纖維化又可分成 F0 到 F4 五期，F0 是正常肝臟，F1 至 F3 分別為輕微、中度及重度纖維化，F4 則表示已罹患肝硬化。FIB-4 是透過抽血得知 AST、ALT 及血小板的數值，並且推算出肝纖維化的程度，通常會建議脂肪肝及糖尿病患者進行此項檢驗。

FIB-4 檢查

肝纖維化指數（FIB-4）
用來評估肝纖維化的程度。

肝炎病毒標記檢查

B 型肝炎曾嚴重威脅國人健康，雖然臺灣自 1986 年開始，已全面為新生兒施打 B 肝疫苗，但國內仍有 200 萬名 B 肝帶原者。肝炎病毒是造成肝硬化、肝癌的危險因子，肝炎病毒標記檢查就像是揭開 B 肝密碼一樣，了解相關檢驗項目，更有助於掌握自身健康狀況。

腫瘤標記檢測

腫瘤會分泌生物活性物質，因此，當一個人身上出現腫瘤，特別是惡性腫瘤時，可以從血液檢驗得知其變化。腫瘤標記除了檢驗一個人罹患癌症的可能性之外，也可以用來追蹤癌症病患治療反應與復發的情況。

肝炎病毒標記檢查

A 型肝炎 IgM 抗體（Anti-HAV IgM）	用來檢驗是否感染急性 A 型肝炎
B 型肝炎表面抗原（HBsAg）	若為陽性超過六個月，代表為慢性 B 型肝炎帶原者
B 型肝炎表面抗體（Anti-HBs）	若為陽性，代表已具有免疫力，不會被感染；可能是曾感染過 B 型肝炎，或是注射疫苗而產生抗體
B 型肝炎核心抗體（Anti-HBc）	用來辨識是否曾感染 B 型肝炎
B 型肝炎 IgM 核心抗體（Anti-HBc IgM）	用來檢驗是否感染急性 B 型肝炎
B 型肝炎 e 抗原（HBeAg）	e 抗原是病毒複製力的指標，檢驗結果若為陽性，代表病毒活躍、傳染性高
B 型肝炎 e 抗體（Anti-HBe）	體內有 B 肝 e 抗體，代表病毒活性已減弱，傳染力低
C 型肝炎抗體（Anti-HCV）	若為陽性，表示曾經感染 C 型肝炎病毒
E 型肝炎 IgM 抗體（Anti-HEV IgM）	用來檢驗是否感染急性 E 型肝炎

腫瘤標記檢查

甲型胎兒蛋白（AFP）	懷孕或罹患肝炎、肝癌及生殖細胞腫瘤時，都會讓 AFP 數值上升，不過，也有三分之一肝癌患者的 AFP 數值正常。臨床上，AFP 檢測常用於肝癌篩檢及追蹤肝癌患者治療效果。
異常凝血酶原（PIVKA-II）	PIVKA-II 濃度升高，可能與罹患肝癌有關，不過，使用維生素 K 相關藥物或保健食品，也會讓 PIVKA-II 指數上升。PIVKA-II 檢測常和 AFP 一起搭配使用，以提高準確度。
醣類抗原 19-9（CA19-9）	CA19-9 是存在胰臟、膽囊及唾液腺上皮細胞的醣化蛋白質，用來檢驗膽囊癌或胰臟癌的指標。
癌胚胎抗原（CEA）	全身腺癌都可能引起 CEA 過度表現，因此常用於胃腺癌、大腸腺癌、肺腺癌、胰臟及膽囊癌的檢測。

肝、膽、胰的日常保健方式

肝癌常高居臺灣癌症死因前三名，肝炎、肝硬化等肝臟疾病，也是國人的重要死因，可見肝臟的健康，真的不能小覷。除了 B、C 肝是肝癌的致病因子之外，脂肪性肝炎也可能提升罹患肝癌的風險。脂肪肝雖然對健康沒有立即性的危害，但卻會對全身健康造成重大影響。脂肪肝與代謝症狀群關係密切，代謝症候群患者得到三高及心血管疾病的風險也相對較高，因此，近年來脂肪肝的議題也越來越受重視。千萬不要輕忽脂肪肝對健康的影響，脂肪肝其實是可逆的，而減重及運動則是改善脂肪肝最有效的方式。

當我們過度勞累或熬夜時，常會說自己「爆肝了」，很多人以為「爆肝」就是肝指數上升，表示肝臟受損，其實這是錯誤的觀念。醫學上，並沒有爆肝這種說法，肝指數上升也和熬夜或勞累沒有直接關聯，肝臟的健康，反而跟「吃」有比較大的關係，熬夜時若吃進太多或太油的宵夜，才是真正傷害肝臟的主因。

飲食中，只要「過度」都可能傷肝，例如「吃太油」、「吃太甜」、「吃太多」等，想要維護肝臟健康，飲食一定要懂得「適量」，天天五蔬果、多吃含高纖維的食物，並且少碰甜食，才能降低罹患脂肪肝的可能性，同時又能避免增加胰臟的負擔。若是肝功能較差的人，建議可以多攝取含優質蛋白質的食材，例如魚類、豆類等，更有助於肝臟的修復。

很多人以為吃保肝的營養品，可以促進肝臟健康，其實保養肝臟最重要的是減少毒素或藥物的危害，例如有些人習慣吃頭痛藥、止痛藥，若沒有遵照安全劑量服用，就很可能造成肝臟損傷，而來路不明或劑量過多的保健食品，吃了反而更傷肝，得不償失。

膽囊的保健之道，最重要的是預防膽結石及膽囊炎的發生，建議除了三餐定時定量之外，飲食中盡量減少高油脂食物的攝取，以免刺激膽囊收縮，造成膽砂或結石堵塞，進而引發膽囊炎。至於胰臟的保養，則應掌握少油、少糖等飲食原則，以免增加胰臟負擔。

請記得，適量、均衡的飲食，多運動，避免喝酒及菸害，再加上維持正常的生活作息，才有助於提升肝臟、膽囊及胰臟的健康，並且讓人生充滿活力與色彩！

從常見到罕見、急性到慢性
肝膽胰疾病的全方位解析

從常見的肝炎到令人聞之色變的癌症，對疾病的正確認識是走上健康之路的第一步，才會燃起希望之光。面對最棘手的健康挑戰，現代醫學總能找到應對之策，此篇會分享最新的肝膽胰診斷方法、治療選擇和預防策略，同時傳遞戰勝疾病的勇氣和希望。對肝膽胰疾病知識體系全面而深入的認識，減輕患者及其家人的焦慮和恐懼，幫助大家以更積極、有力的態度面對健康挑戰，共同編織美好幸福的未來。

衛生加疫苗雙重防護 阻擋病從口入的急性 A 型肝炎

• **楊宏志醫師**
臺大醫學院微生物學科教授兼主任
臺大醫院內科部主治醫師

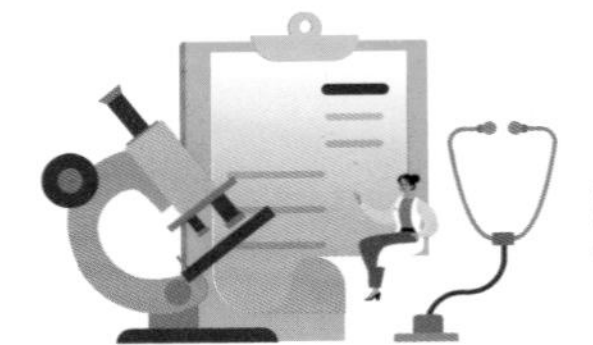

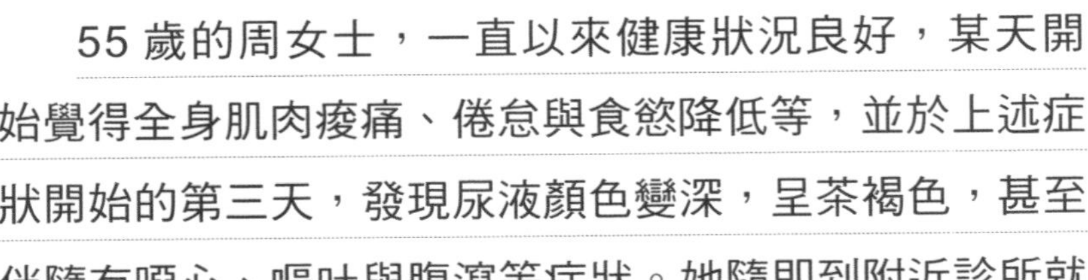

病史小檔案

55 歲的周女士，一直以來健康狀況良好，某天開始覺得全身肌肉痠痛、倦怠與食慾降低等，並於上述症狀開始的第三天，發現尿液顏色變深，呈茶褐色，甚至伴隨有噁心、嘔吐與腹瀉等症狀。她隨即到附近診所就醫，才發現出現黃疸，尤其血液檢查指數有嚴重的肝功能異常：AST 3364 U／L、ALT 5598 U／L、總黃疸指數（total bilirubin）5.06 mg／dL。隔天轉診進一步檢查發現黃疸指數仍持續升高，其數據為：總黃疸指數 7.12 mg／dL、AST 1556 U／L、ALT 3547 U／L，以及病毒性肝炎檢測中發現 A 型肝炎病毒（hepatitis A virus）的免疫球蛋白 M(Immunoglobulin M, IgM）anti-HAV 抗體呈陽性，且 B 型肝炎病毒表面抗原（HBsAg）與 C 型肝炎抗體（anti-HCV）皆呈陰性，因此診斷為急性 A 型肝炎合併肝臟衰竭，經收治住院接受約一週的支持性療法，病人症狀慢慢改善，肝功能指數亦逐漸恢復正常。因此出院回家休養，於門診後續追蹤。

A 型肝炎的風險與傳播

A 型肝炎是由 A 型肝炎病毒引起，它是經由飲食傳染或糞口傳染，主要是吃或喝到受 A 型肝炎病毒汙染的食物。若受感染者體內沒有抗 A 型肝炎病毒之抗體，則有受到感染之風險。

A 型肝炎病毒之來源，主要存在於 A 型肝炎患者之糞便，若環境衛生不佳或缺乏乾淨的飲水與食物，都會增加 A 型肝炎病毒傳播的風險。此外，若 A 型肝炎患者未落實手部清潔，致仍帶原 A 型肝炎病毒，在處理食物的過程中也會將其污染至食物中，增加傳播 A 型肝炎病毒的風險。

急性 A 型肝炎的症狀

患者感染 A 型肝炎病毒後，會有一段約 14～28 天的潛伏期。急性 A 型肝炎症狀與其他急性病毒性肝炎的症狀類似，包括發燒、噁心、嘔吐、倦怠、食慾下降和上腹痛等症狀，嚴重時會有黃疸，但並非所有病人都會囊括全部症狀。而很少數的病人會發生猛爆型肝炎導致肝臟衰竭，即出現黃疸、腹水、肝腦病變與凝血功能異常等症狀，此時會有致命之風險。

急性 A 型肝炎的嚴重度與年齡相關，若是六歲以前的孩童時期遭遇感染，症狀通常較輕微；若成人感染相較症狀較嚴重，且發生黃疸與肝臟衰竭的風險較高。感染 A 型肝炎病毒與感染 B 型或 C 型等肝炎病毒不同，感染 A 型肝炎病毒並不會造成慢性 A 型肝炎。當患者體內有 A 型肝炎病毒，歷經數週後，會被免疫系統清除，大多數患者也可完全恢復；在 A 型肝炎病毒患者痊癒後，則對 A 型肝炎病毒具有終生免疫力。

肝
膽
胰

急性 A 型肝炎的診斷

急性 A 型肝炎的診斷主依據血清學檢查，若偵測到代表急性感染之 IgM anti-HAV 抗體呈陽性，即可診斷是急性 A 型肝炎。值得注意的是，只要感染過 A 型肝炎病毒或接受 A 型肝炎疫苗，IgG anti-HAV 就會呈現陽性，因此 IgG anti-HAV 抗體無法有效判斷是急性 A 型肝炎病毒感染、抑或是曾感染過 A 型肝炎病毒。因此，需輔以核酸檢測（RT-PCR）去偵測 A 型肝炎病毒 RNA，以正確診斷急性 A 型肝炎；惟此種檢查只有少數實驗室可進行，並非常規檢測。

急性 A 型肝炎感染時，病毒在體內出現的時間、症狀、肝功能指數以及抗體出現的時間變化如（圖 1-1-1）。透過該圖了解到病毒潛伏期，也就是從感染到症狀出現的肝功能異常（ALT 升高）時間點，以及看出 IgM anti-HAV 陽性（非 IgG anti-HAV）作為急性 A 型肝炎之診斷依據。

急性 A 型肝炎的治療

由於絕大多數的患者會自行痊癒，A 型肝炎目前無特效的抗病毒藥物，主要治療方式是給予支持性療法，來減輕病患因急性肝炎造成的不適症狀，並給予適度營養補充。但是有少數病患會發生猛

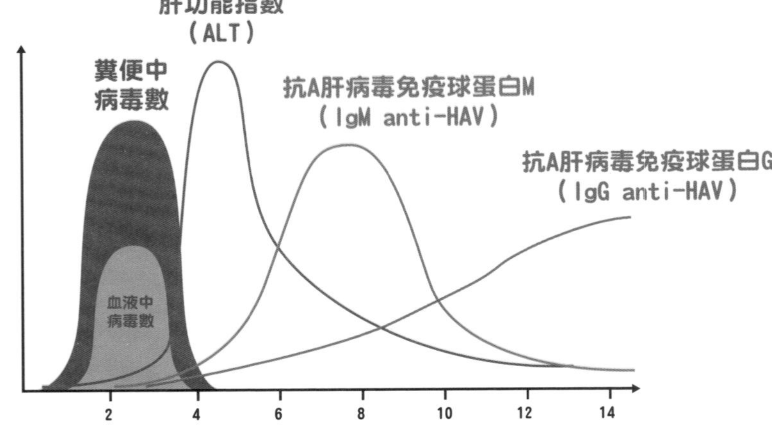

圖1-1-1 感染後週數

急性A型肝炎病人感染A型肝炎病毒後，體內病毒數（糞便及血液中）以及血中肝功能指數（ALT）與免疫球蛋白M和G（IgM and IgG）之抗A肝病毒抗體（anti-HAV）等，隨時間的變化現象。

圖1-1-2 A型肝炎

是什麼引起？

感染A型肝炎病毒所引起，大多數病人會完全康復，並具有終生免疫力

怎麼傳染

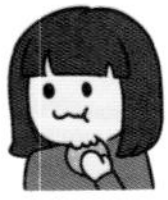

飲食傳染（糞口傳染）吃或喝到受A型肝炎病毒污染的食物或水

預防方法

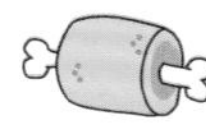

注意飲水及食品衛生

- 不喝沒煮沸的水
- 不吃沒煮熟的食物
- 加強食物料理者（如廚師）的衛生觀念

保持良好衛生習慣

- 飯前、便後及處理食物前須正確洗手

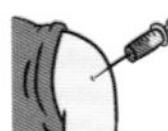

抽血檢驗並施打疫苗

- 無抗體者可自費施打A型肝炎疫苗

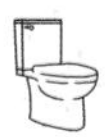

注意環境衛生

- 特別是廁所環境清潔

爆型而導致肝臟衰竭，需要透過接受肝臟移植來救命。

A 型肝炎的預防

A 型肝炎預防的方法包括：食品、個人與環境等衛生維護，以及疫苗保護策略（圖 1-1-2）。目前 A 型肝炎已有非常有效的疫苗，接種兩劑可達近百分之百的保護率，保護有效期長達 20 年以上；因此，施打疫苗可謂預防 A 型肝炎的最佳保護策略。有鑑於目前臺灣的年輕人體內普遍沒有 A 型肝炎病毒抗體，若遭感染容易造成疾病迅速傳播；政府規定自 2017 年後出生的幼兒，滿 12 歲後就全面接種兩劑 A 型肝炎疫苗。

此外，平時要注意避免食物受到病毒汙染，且食物要煮熟後飲用。先前提到 A 型肝炎患者在處理食物時，若未注意到手部清潔，會汙染食物進而傳播病毒。對於如餐飲業的廚師等飲食料理者，除加強個人及食品衛生觀念外，若體內沒有 A 型肝炎抗體也應要求施打 A 型肝炎疫苗，具有雙重防護也能更安心。

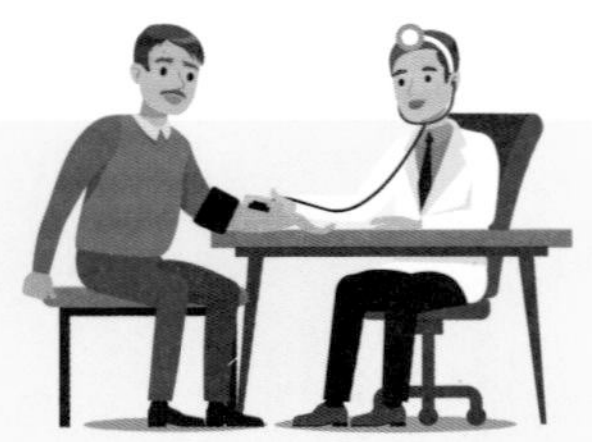

名醫診察室

急性 A 型肝炎是由 A 型肝炎病毒引起，主要診斷是根據血清學檢測 IgM anti-HAV 是否呈現陽性。治療上目前並無特效藥物，主要以支持性療法來減輕病患症狀並補充營養。少數病患會發生猛爆型肝炎導致肝臟衰竭，需靠肝臟移植來救命。「預防重於治療」，施打 A 型肝炎疫苗是最佳預防方式。臺灣過去數十年來公共衛生環境大幅改善，多數國民都未曾感染過 A 型肝炎，因此體內大都不具有 A 型肝炎免疫力。雖目前尚未全民施打 A 型肝炎疫苗，但若需前往衛生環境不佳或 A 型肝炎感染風險高的地區或國家，建議仍應接受 A 型肝炎疫苗注射以保障自身健康安全。

早期介入阻斷惡化 慢性 B 型肝炎的治療新趨勢

• **許耀峻醫師**
義守大學醫學系教授
義大醫院研究副院長

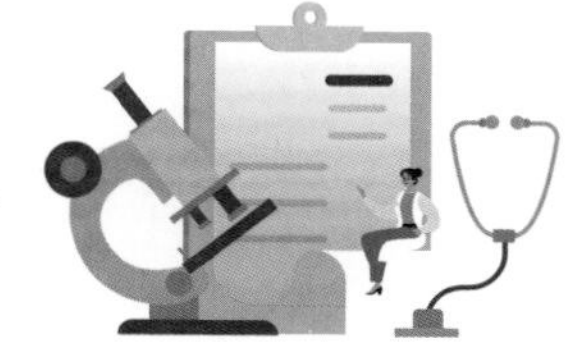

病史小檔案

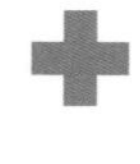

蔡先生今年 57 歲，是一位計程車司機。30 年前的常規健康檢查中，被診斷為 B 型肝炎帶原者，當時醫師建議他定期追蹤病情，而他則服用保肝藥物。一開始還算遵從醫囑，但由於工作繁重加上無明顯病痛，漸漸地

就疏於複診。最近，蔡先生發現自己的腳踝時常浮腫，促使他重新就醫檢查，卻被告知肝臟已嚴重硬化，腹腔內還有輕微積水。醫師第一時間啟動抗病毒藥物治療，卻也無奈感嘆，若蔡先生能持之以恆定期追蹤，或許就能避免肝硬化的後果。

B 型肝炎的自然史

B 型肝炎病毒常經由母嬰垂直傳染，或家戶內傳播而感染。成人感染後通常可自行痊癒，且不會變成帶原者；但若是在嬰幼兒時期感染，則有 90％的案例會發展成慢性，意即病毒將長期或終生存在於肝臟內。目前慢性 B 型肝炎在臺灣的盛行率高達 7％～8％、約有 160～180 萬名帶原者。病毒在患者肝細胞核內會形成一種穩定的共價閉合環狀 DNA（cccDNA），使感染難以完全清除；病毒 DNA 可能嵌入肝細胞的基因組，破壞細胞的穩定性與正常功能。因此，當患者的免疫系統受到刺激而出現發炎反應來清除病毒，同時將導致肝炎反覆發作。長期的發炎和損傷則會引起肝臟纖維化（好比是傷口結疤），造成肝硬化以及誘發肝細胞癌化。

總的來說，慢性 B 型肝炎患者的病程取決於病毒活性及發炎程度。當病毒複製愈活躍而且發炎時間愈長，患者發展至肝硬化或肝癌的風險就愈高；若患者病毒複製能力很快減弱，進入不活動帶原狀態，則肝臟不常發炎即降低肝硬化或肝癌的風險。因此高風險的患者，應更積極治療控制病情，避免更嚴重的併發症。

抗病毒治療的演變

早年 B 型肝炎的治療選擇有限，主要以干擾素治療，但並非人人有效加上副作用較多，使用並不普遍。1998 年開始有口服類核苷（酸）藥物問世，不僅有效抑制病毒複製，緩解肝臟發炎等避免肝纖維化進展，而且較新一代的藥物幾乎不誘發病毒產生抗藥性突變，開啟 B 型肝炎治療新紀元（圖 1-2-1）。

大量研究證實，B 型肝炎患者透過適當的抗病毒治療，能有效

圖1-2-1 慢性B型肝炎抗病毒藥物的歷年進展

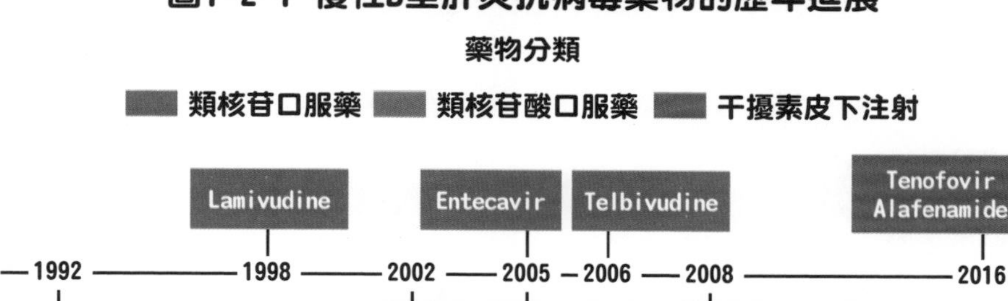

減緩發炎反應對肝臟的損傷，減少患者罹患肝癌、降低死於肝病的風險。目前臨床常用的抗病毒藥物雖能抑制病毒複製，卻無法根治清除病毒 cccDNA，需要長期服藥維持良好的療效、避免病情反覆。

過去，開立抗病毒藥物治療的門檻相當嚴格：病患的肝發炎指數持續異常升高（超過正常上限值的 2 倍）且維持 3 個月以上；或者肝纖維化程度已達重度甚至肝硬化等嚴重階段，才符合用藥對象。然而，隨著更多研究數據支持抗病毒藥物的良好療效和安全性，加上原被視為不需積極治療的輕度患者卻有惡化風險，因此國際上逐漸放寬藥物治療的限制。以 2024 年世界衛生組織最新診療指引（表 1-2-1）為例，用藥條件大幅簡化與放寬，並建議積極擴大治療。

表1-2-1 世界衛生組織對於慢性B型肝炎抗病毒治療的建議

- **符合下列任何一種條件即建議開始治療**
- **適用年齡為12歲以上**

應治療情況	具體條件
肝臟纖維化	纖維化達到臨床顯著（METAVIR分級F2以上）程度
病毒活躍且肝臟發炎	血清病毒量（HBV DNA）超過2000國際單位而且肝發炎指數（ALT）超過正常上限
其他病情惡化危險因子	合併其他慢性病毒感染（HIV、HCV、HDV）、肝癌或肝硬化家族病史、使用免疫抑制劑共病、或B肝臟外表現

B 型肝炎

B 型肝炎患者透過口服類核苷（酸）藥物雖有效控制病情，但不能根除感染，故仍必要研發新藥來清除病毒。而以 B 型肝炎痊癒為目標的臨床試驗正如火如荼地進行，初步結果亦露出曙光，令人期待不久的將來有所突破，讓患者得以擺脫帶原者身分，也不用長期服藥。

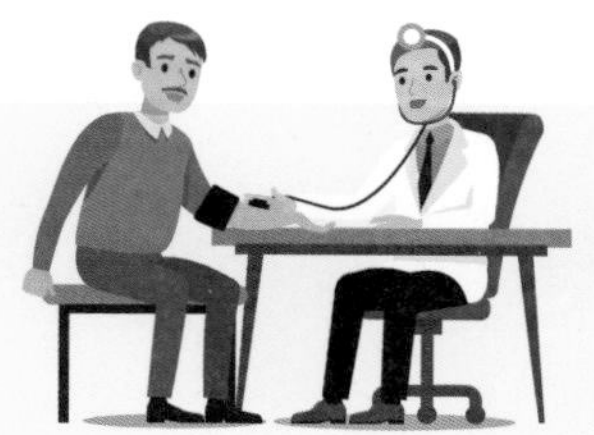

名醫診察室

B 型肝炎是導致國人肝硬化和肝癌的主要病因，透過及早診斷、規律追蹤病情變化、把握適當治療時機等，才是照護慢性 B 型肝炎患者的關鍵環節。近年來，實證研究顯示適當口服抗病毒藥物治療不僅有效控制病毒活性，更能改善患者的長期預後。惟目前抗病毒藥物的給付條件相當受限，許多患者因此失去「上醫醫未病之病」的機會。面對這個無聲無息的殺手疾病，單憑醫療端的努力尚未足夠，還要政策的支持和全民自我的警覺，方能避免被奪走寶貴健康。

慢性B型肝炎停藥
造成急性發作風險
不可不慎

• **許耀峻醫師**

義守大學醫學系教授

義大醫院研究副院長

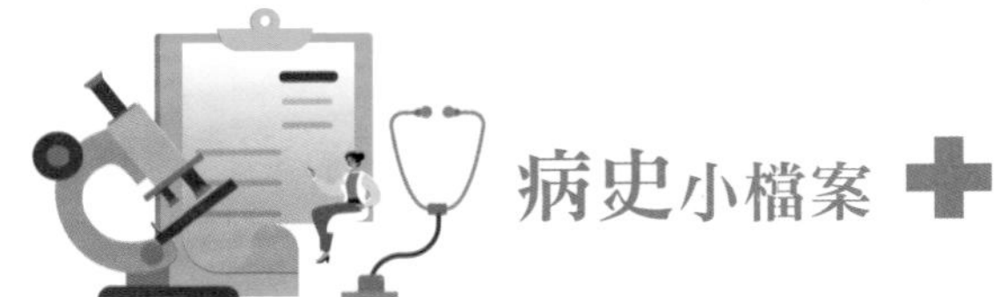

52 歲的劉先生罹患慢性 B 型肝炎多年，三年前因肝發炎指數（ALT）持續升高且病毒量大，開始接受口服抗病毒藥物治療。服藥後，肝臟發炎和病毒量很快獲得控制。因健保給付期限已到，劉先生停止抗病毒藥物的

治療；未料停藥後的三個月，他在印尼出差時出現食慾不振、噁心、疲勞、茶色尿液等症狀，趕緊回國就醫檢查，發現肝功能嚴重異常，診斷為 B 型肝炎急性發作導致肝衰竭。儘管醫療團隊積極治療，劉先生的肝臟機能始終未能恢復，最終因多重器官衰竭不幸離世。

抗病毒的藥物治療

目前治療慢性 B 型肝炎的主要方式為長期使用口服抗病毒藥物，可有效抑制病毒不斷增生，減輕肝臟發炎，預防疾病持續進展。然而，現有藥物無法直接消滅 B 肝病毒，大多數患者需長期服藥。若已經肝硬化的病患應避免冒險，終身使用抗病毒藥物；無肝硬化的病患，則可用病毒表面抗原（HBsAg）轉陰性作為治療終點。若表面抗原仍為陽性，是否可以停藥存在爭議。

國際主要診療指引中，對 B 型肝炎抗病毒療程建議上有所出入（表 1-3-1）。世界衛生組織和美國肝臟醫學會僅建議表面抗原轉陰，才是治療終點；亞太和歐洲肝臟醫學會則建議，若病毒量測不到且持續一至三年，患者可在醫師評估下嘗試停藥，但須密切追蹤，以便及早發現病毒反彈與急性發作。

表1-3-1 國際醫學組織對於B型肝炎抗病毒治療停藥時機的建議

組織	非肝硬化患者	肝硬化患者
世界衛生組織	終身治療通常是必要的 表面抗原消失後再至少一年額外治療，可以考慮停藥 ALT持續正常且病毒DNA持續檢測不到，若病人可以長期仔細追蹤是否復發，可以例外考慮停藥	不建議停藥
美國肝臟醫學會	持續治療，時間無期限 表面抗原消失的患者中可考慮停藥，但證據尚不充分	不建議停藥
歐洲肝臟醫學會	表面抗原消失後可停止治療 如果能保證停藥後密切監測，可考慮在鞏固治療＊至少3年後停藥	不建議停藥
亞太肝臟醫學會	表面抗原消失加上至少一年額外治療後可停藥 治療至少兩年，而且至少一年＊鞏固治療 表面抗原-抗體血清轉換（抗原消失伴隨抗體出現）可終止治療	在嚴密的停藥監測計畫下，可考慮停藥

＊鞏固治療的意思是，治療下病毒血症緩解（血中測不到病毒）之後的療程

停藥的急性發作風險

由於長期服用藥物，可能面臨醫囑遵從性下降、潛在副作用風險增加及藥費負擔加重等問題，加上停藥後病毒增加所引發的免疫反應，有助於清除病毒。因此，部分學者建議，病毒已被充分抑制一段時間（血中病毒量持續檢測不到至少一年）的患者，即使未達表面抗原轉為陰性，甚至是肝硬化的病患，也可在醫師評估下嘗試停藥。

然而，表面抗原尚未陰性即停藥，將會存在急性發作的風險。病毒活躍激發免疫系統而引起發炎反應，程度因人而異，輕者可自行緩解，但也可能反覆或是出現嚴重急性發作。根據統計，約有一半停藥後的患者，會因肝炎復發而需要再次用藥。

大部分停藥患者的復發肝炎，若獲得及時治療就可有效控制病情。然而，少數病例卻可能因急性發作導致肝功能快速惡化，甚至演變為肝衰竭，嚴重將危及生命。國內外研究顯示，參考亞太肝臟學會指引的現行停藥規則，停藥後約 1% 患者會出現嚴重急性發作併發肝衰竭，由於後果無法挽回，千萬不能輕忽風險。

B 肝用藥的健保給付

目前臺灣全民健保對於 B 型肝炎抗病毒藥物的給付規定，是以固定療程為原則，僅少數患者因特殊情況（如器官移植或肝硬化）得以長期持續用藥，大多數病患在連續治療滿三年後，若不自費繼續治療，就將面臨必須停藥的狀況。

值得注意的是，現行健保規定僅依日期計算療程期限，卻未納入肝功能是否正常或病毒是否持續測不到等臨床指標，更未考慮病患意願、年齡、病況（包括肝纖維化程度）、過去病史、以及停藥後是否能密切回診追蹤等重要因素。這種僵硬的規定，未真正視病人為中心，且與國際指引存在明顯差異，實有必要進行修訂。

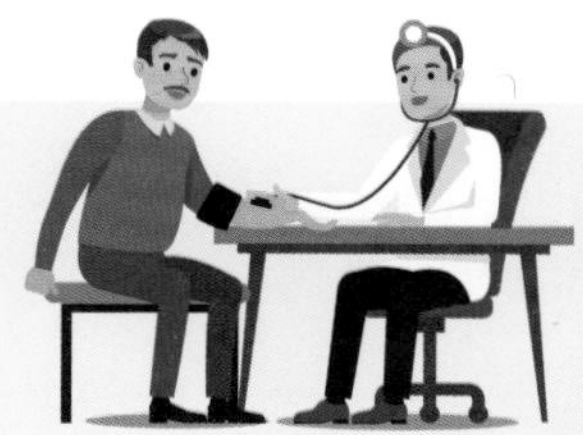

名醫診察室

慢性 B 型肝炎抗病毒治療，需要綜合考量後審慎評估，並針對個別病情落實個人化醫療。現有藥物可抑制病毒持續增生，療效穩定，惟無法直接消除肝臟內的病毒本體，因此需要長期治療。若在 B 肝病毒表面抗原尚未由陽性轉為陰性前停止治療，存在病情復發的風險，不可大意。由於 B 型肝炎狡詐多變，每位患者情況又不盡相同，因此停藥與否不應由限制性的政策所決定，而應是醫師和病患充分討論後的共同決策。

一發不好收拾
慢性 B 型肝炎急性發作

• **許耀峻醫師**
義守大學醫學系教授
義大醫院研究副院長

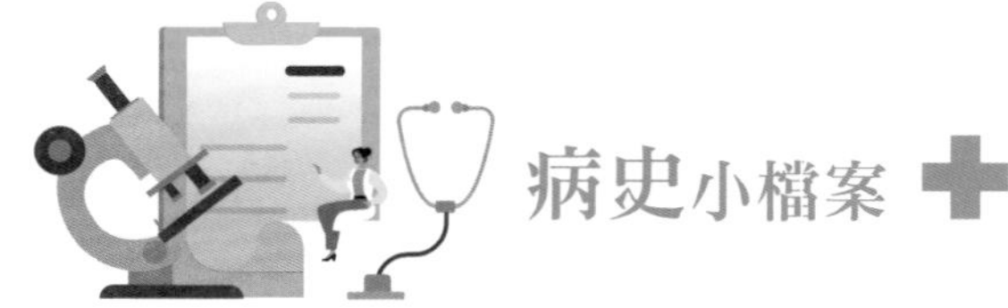

王小姐，40 歲，是一位連鎖便利商店的店長，生活規律但工作壓力大，30 歲時，她被診斷出類風濕性關節炎，此後以奎寧和類固醇等藥物來控制病情，直到一年多前，開始接受生物製劑（單株抗體）治療，疼痛才顯

著緩解。然而，最近她出現了食慾不振、持續疲勞和皮膚發黃的症狀。就醫檢查後發現肝臟嚴重發炎，肝臟損傷指標（ALT）濃度高達 2000 單位以上，遠超正常值，進一步確診為慢性 B 型肝炎急性發作。王小姐這時才想起，懷孕時曾被告知是 B 型肝炎病毒帶原者，但過去的肝功能檢查一直都正常，所以她並未放在心上。經過一個多月積極住院治療，包括使用抗病毒藥物，肝臟機能終於恢復正常，但嚴重發炎所導致的肝纖維化卻難以在短時間內復原。

慢性 B 型肝炎為什麼會急性發作

慢性 B 型肝炎急性發作主要是因為患者免疫系統突然增強對病毒的反應，造成急遽的肝細胞損傷。一般來說，B 肝帶原者的免疫系統與病毒會達成一種相對平衡狀態，但某些因素例如使用類固醇、化學治療、生物製劑、合併其他病毒（如 D 型肝炎病毒或 HIV）感染、或是中斷抗病毒藥物治療等等（表 1-4-1），都可能打破這種平衡。當免疫系統突然增強對 B 肝病毒的攻擊時，引起的發炎反應會破壞肝細胞，若反應急遽，就表現為臨床上的急性發

表1-4-1 慢性B型肝炎病人急性肝炎發作的常見誘發原因

因為癌症或自體免疫疾病須使用免疫抑制或免疫調節劑，包括
• 細胞毒性化療藥物（例如 doxorubicin，cyclophosphamidem，．．．．） • 抗排斥藥物（例如 cyclosporine，tacrolimus，mycophenolate．．．） • B細胞清除藥物（例如 rituximab，ofatumumab．．．） • 皮質類固醇（例如 prednisone） • 抗發炎生物製劑（例如 infliximab，etanercept，tocilizumab．．．） • 代謝拮抗藥物（例如 methotrexate，azathioprine，．．．．） • 酪氨酸激酶抑制劑（例如 imatinib，nilotinib，．．．．） • 免疫檢查點抑制劑（例如 pembrolizumab，nivolumab，．．．．）
接受B型肝炎抗病毒治療，急性發作可能是因為
• 使用傳統或長效型干擾素 • 中斷或停止核苷（酸）類似物治療 • 療程中出現抗藥性的病毒變種
其他肝炎病毒重疊感染，引發肝炎急性發作
• D型肝炎病毒 • C型肝炎病毒 • A型肝炎病毒 • E型肝炎病毒
其他可能誘發B型肝炎急性發作的特異疾病或相關治療
• 以小分子直接抗病毒藥物（DAA）清除C型肝炎病毒感染 • 合併感染人類後天免疫缺乏病毒（HIV） • 結核分枝桿菌（Tuberculosis）感染 • 懷孕 • 經減重手術後大量減重

作，症狀如疲勞、食慾不振和黃疸等。因此，慢性 B 型肝炎的急性發作是一種由於免疫系統變化引起的病毒和宿主之間相互作用的結果。

慢性 B 型肝炎急性發作會造成的後果

慢性 B 型肝炎的急性發作可能導致一系列嚴重後果，主要因為它對肝臟造成突然且劇烈的損害，通常伴隨著肝細胞的大量死亡，可由肝發炎指標（血清轉氨酶 , ALT）的急劇升高反映。如果不及時處理，這種狀態可能迅速惡化成肝功能衰竭，患者會表現出黃疸、腹水、凝血功能障礙甚至是肝昏迷，會有生命危險。就算患者可能因肝細胞再生而從急性肝衰竭慢慢恢復，長期來看，急性發作會導致肝臟快速纖維化，也增加了發展成肝硬化和肝癌的風險。

治療慢性 B 型肝炎急性發作

治療的原則是抑制病毒複製，保護肝細胞，避免肝機能惡化，預防以及處理肝衰竭的併發症。首要措施是盡快使用強效抗病毒藥物，治療時機非常重要，一旦肝機能衰竭，患者表現出黃疸或凝血障礙時，就可能為時已晚。此外，需要支持療法以應對衰退的肝機能，因此適當的補充營養、維持電解質平衡、必要時需要輸注白蛋白。由於病情往往變化急遽，因此需要密切監測，注意肝臟機能惡化或恢復的情形，並預防或處理併發症：如感染、消化道出血、肝腎症候群等併發症。肝臟已經衰竭的患者，可考慮以人工肝臟系統提供暫時性的肝功能支持，爭取時間。若肝臟遲遲無法再生，肝移植可能是唯一的救命選擇。

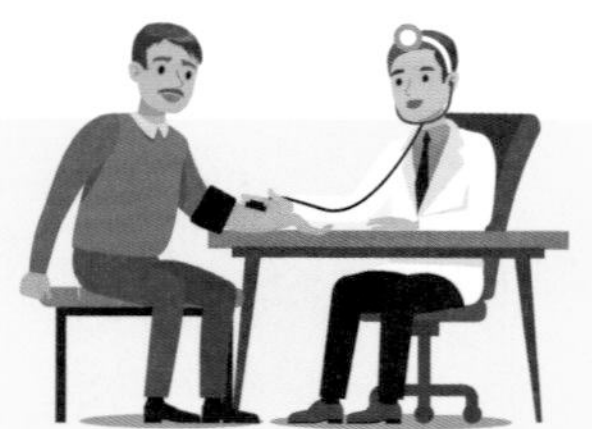

名醫診察室

雖然臺灣防治 B 型肝炎的成績斐然，尤其是實施新生兒全面疫苗接種政策以及孕婦產前篩檢，使得 B 型肝炎盛行率逐年下降。然而，目前國內仍有約 160～180 萬慢性 B 肝帶原者，還是有許多病友不知道自己是帶原者，或者忽視風險，等到症狀明顯才就醫，往往病況已然嚴重。抽血檢查了解自身是否感染 B 肝病毒確實有其必要。若是帶原者，應與醫師討論預防及處置措施，對於如王小姐一樣，免疫力受抑制的病友，定期監測病毒活性並適時給藥，預防勝於治療，避免急性發作是較明智的做法。

肝炎治療新概念
慢性 C 型肝炎 可根除的病毒性肝炎

• **劉振驊醫師**
臺大醫學院內科 臨床教授
臺大醫院內科部胃腸肝膽科 主治醫師

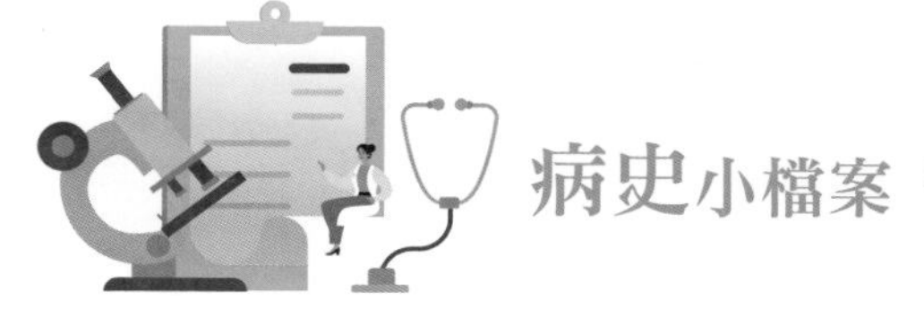

63 歲的陳女士長年肝臟指數 AST／ALT 異常，並於 15 年前經診斷為慢性 C 型肝炎。陳女士於初次診斷時，接受為期 24 週與 48 週兩次的長效型干擾素合併雷巴威林治療；於治療期出現貧血、白血球低下、血小板

低下、食慾不振、掉髮、情緒低落和皮膚搔癢等多種不良反應。儘管接受兩次治療，病毒仍然無法根除。

近年來由於治療藥物的快速進步，陳女士再度接受為期 12 週之全口服無干擾素直接抗病毒藥物（direct-acting antiviral, 簡稱 DAA）治療。治療前發現陳女士的慢性 C 型肝炎已經造成肝硬化且脾臟腫大、第二型糖尿病、以及慢性腎臟病。當順利完成 12 週療程，且完全沒有出現先前接受長效型干擾素合併雷巴威林的副作用，並於治療完成後再續追蹤 12 週，檢驗血液中的 C 型肝炎病毒，顯示為完全消失，達成持續性病毒反應（sustained virologic response, 簡稱 SVR）。此外，在成功清除 C 型肝炎後，陳女士的肝臟指數 AST／ALT 呈現正常，且黃疸指數、血小板、血液凝固功能、血糖以及腎臟功能均有明顯改善。

認識 C 型肝炎病毒

C 型肝炎病毒（hepatitis C virus）是一種經由血液或體液傳染的肝炎病毒，僅次於 B 型肝炎病毒，為第二常見的慢性病毒性肝炎。根據 2020 年全球 C 型肝炎流行病學調查顯示，全球慢性 C 型肝炎病毒帶原者約有 5 千 7 百萬人，盛行率約為 0.7%。

被 C 型肝炎病毒急性傳染的病患於感染後的 6 個月期間，其肝臟指數 AST／ALT 會急速上升，而臨床上病患大多表現包括疲勞、食慾不振、噁心、腹痛等非特異症狀，因此早期診斷相當不易。大約 65%～80%的病患在罹患急性 C 型肝炎後，無法於 6 個月內自發性清除體內病毒，會形成慢性 C 型肝炎。於慢性感染期中，大多數病患亦無症狀或僅有輕微疲勞等非特異性症狀。由於 C 型肝炎病毒會導致慢性肝臟損傷，血液中的 AST／ALT 值會高低浮動，肝臟也會逐漸產生纖維化，甚至肝硬化。一旦產生肝硬化，病患就會面臨肝癌、肝昏迷、腹水與食道靜脈曲張出血等嚴重併發症，甚至導致死亡。

C 型肝炎病毒除引起肝臟相關病變，同時會引起多種肝臟以外器官的功能病變（表 1-5-1）。這些肝臟外病變，不但影響病患的生活品質，也會因器官功能不良而導致各種併發症與死亡。

C 型肝炎的治療

由於 C 型肝炎病毒容易產生病毒基因突變，因此目前並無有效

表1-5-1 C型肝炎的肝臟外表現

系統	相關疾病
中樞神經系統	慢性疲倦、神經認知功能障礙、憂鬱症、周邊神經病變、巴金森症
心臟血管系統	心肌病變、肌肉炎
腎臟系統	腎絲球發炎、腎病症候群
風濕免疫系統	冷凝球蛋白血症、冷凝球蛋白血管炎、類風濕關節炎、寡關節炎、乾燥症、葡萄膜炎
內分泌系統	自體免疫甲狀腺病變、糖尿病、胰島素阻抗、CREST症候群
血液系統	淋巴性增生性疾病、非何杰金氏淋巴瘤、免疫性血小板低下紫斑症、自體免疫溶血性貧血、再生不良性貧血
皮膚系統	緩發性皮膚病變紫質症、扁平苔癬、搔癢症、皮膚壞死性血管炎

的疫苗能預防 C 型肝炎病毒之感染。因此最佳預防感染的方法是阻絕或減少被傳染的風險因子，包括避免民俗醫療、刺青、針灸、靜脈毒癮以及危險性行為等。

如果已經罹患 C 型肝炎，最佳的治療方式是使用抗病毒藥物來清除體內病毒。早期使用的干擾素治療由於療效不佳、藥物副作用發生率頻繁、治療療程長且需要使用注射，目前已不建議作為治療

C 型肝炎的標準治療。自從 2013 年全口服無干擾素直接抗病毒藥物（簡稱 DAA）問世後，近幾年來更是研發出療效更好、更安全、更方便且短療程的直接抗病毒藥物組合。

臺灣與國際指引建議治療藥物準則一致，均採用全病毒基因型之口服藥物，每日服用一次，治療療程為 8～12 週（表 1-5-2）。病毒成功根除的指標為「持續性病毒反應」，定義為結束治療後超過 12 週，測定血液中無 C 型肝炎病毒。整體而言，約 98%～99% 的病患能順利完成 8～12 週的藥物治療，使用全病毒基因型之口服藥物的持續性病毒反應率大於 95%，而臺灣的研究則顯示病毒清除率為 99%。使用無干擾素直接抗病毒藥物由健保給付，無須自費治療。

病毒治療成功的注意事項

當達到持續性病毒反應後，大於 99% 的病患多年後再度檢測血中病毒皆為陰性反應。儘管治療成功，人類對 C 型肝炎病毒並無終生免疫效果，因此必須注意血液、性行為等傳染危險途徑，以免再度感染。若是再度感染，以上述之全口服直接抗病毒藥物治療，仍可達成絕佳之成功率，與首次治療沒有差異。

表1-5-2 全病毒基因型無干擾素口服抗病毒C型肝炎藥物之特性

藥物名稱	Glecaprevir/ pibrentasvir (Maviret) (艾百樂)	Sofosbuvir/ velpatasvir (Epclusa) (宜譜莎)	Sofosbuvir/ velpatasvir/ voxilaprevir (Vosevi) (沃士維)
用途	第一線	第一線	第二線 (救援用藥)
治療療程	8-12周	12周	12周
每次用藥(錠)	3	1	1
頻率(次/日)	1	1	1
持續性病毒反應 (%)	>95	>95	96
不良反應	少	少	少
藥物交互作用	較多	少	較多

除了體內可經由有效的藥物根除 C 型肝炎病毒，C 型肝炎所導致的肝臟與肝臟外的病變也會因此獲得改善，進而提升生活品質、減少長期器官併發症與延長壽命。雖然經由藥物成功清除病毒後有多重好處，仍須注意必須定期至醫療院所接受血液與肝臟影像檢查，確保肝臟的長期健康。

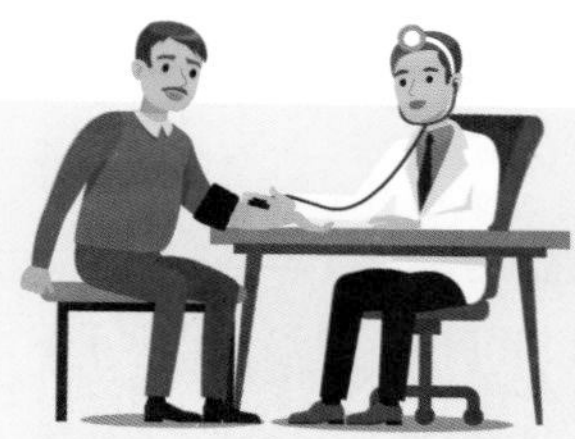

名醫診察室

由於治療藥物的大幅進步，因此絕大多數的 C 型肝炎病患皆能透過全口服無干擾素，直接抗病毒藥物，達成病毒清除的機會。基於醫療上的重大突破，世界衛生組織已經明訂對 C 型肝炎的徹底清除目標，希望各國能在 2030 年之前根除 C 型肝炎病毒。經由早期篩檢進入治療，可大幅減少罹患 C 型肝炎的病患，達成根除 C 型肝炎病毒的最終目標。

凡走過必留下痕跡
慢性 C 型肝炎治癒後仍需定期追蹤

- **陳柏岳醫師**
  嘉義基督教醫院
  內視鏡暨超音波室主任、臨床試驗中心主任
- **陳啟益醫師**
  嘉義基督教醫院 健康管理中心主任

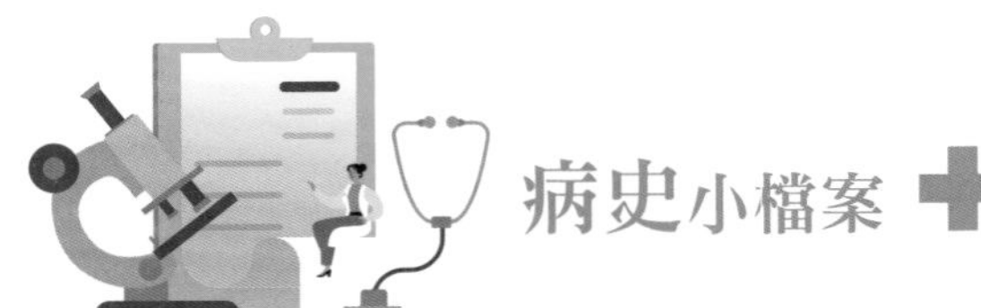

病史小檔案

63 歲的林先生是嘉義一位小吃攤的老闆，十年前被診斷出罹患慢性 C 型肝炎，且有早期肝硬化情況。當時林先生雖接受干擾素治療，卻無法根除 C 型肝炎病毒。幸好在 2017 年時，林先生藉由服用政府給付的全口服抗病毒藥物，達到持續性病毒反應，也就是 C 型肝炎痊癒的狀態。林先生得知 C 型肝炎痊癒後，因店內工作忙碌就沒有再回診追蹤。最近，林先生因自覺容易疲憊，又回到門診就診。一經檢查，結果發現血中 α- 胎兒蛋白上升至 200 ng／mL 以上，腹部電腦斷層掃描顯示在右肝葉有一顆直徑 3.2 公分的早期肝癌。林先生這才驚覺，即使 C 型肝炎治療痊癒了，仍有發生肝癌的風險。幸好林先生後來接受肝癌微波消融術，現在已經兩年沒有復發（圖 1-6-1）。

圖 1-6-1

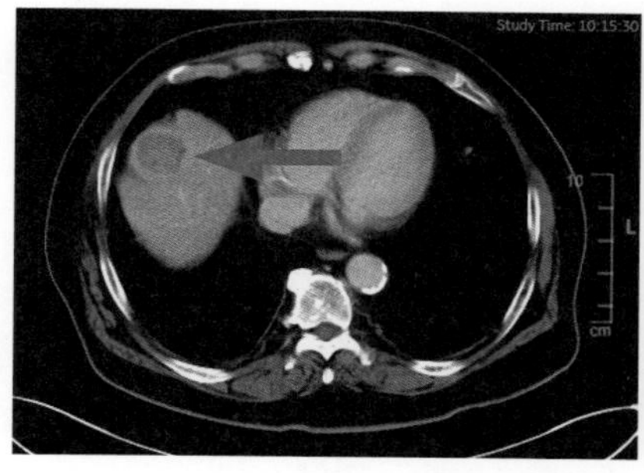

（左圖說）林先生的腹部電腦斷層顯示，右側肝臟有一顆直徑 3.2 公分肝癌（紅色箭號處）

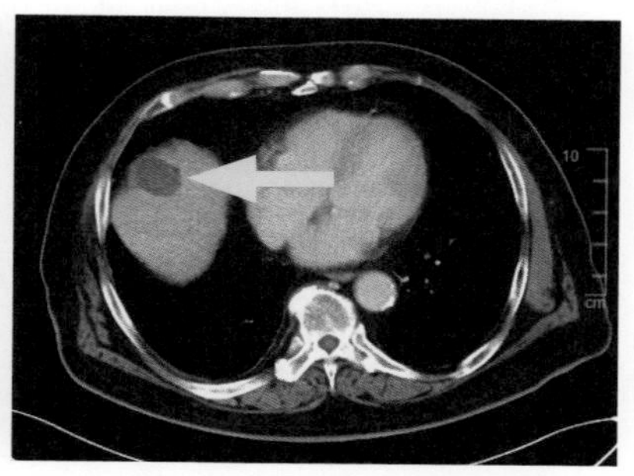

（右圖說）微波消融術後的電腦斷層，顯示肝癌呈現完全消融壞死的深灰色狀（黃色箭頭處）

C 型肝炎簡介

C 型肝炎是一種經由血液或性行為傳染的慢性病毒性肝炎，感染到 C 型肝炎病毒後，有 80% 的患者會演變成慢性肝炎，進而產生肝纖維化、肝硬化，以至於發生肝癌。慢性 C 型肝炎通常都沒有症狀，須經由血液篩檢才能得知，近期國家衛生研究院有提供 40 歲以上的國民，一生可免費篩檢一次 C 型肝炎。

C 型肝炎治癒機會

由於全口服抗病毒藥的問世，自 2017 年起，健保已經開放 C 型肝炎患者，得以服用健保給付的口服抗病毒藥，與過去接受干擾素注射相比，接受口服抗病毒藥治療的患者，有 95% 以上可以達到持續性病毒反應，也就是血液中檢驗不到 C 肝病毒的痊癒狀態。除此之外，口服抗病毒藥的副作用極低，治療時間也僅需 8～12 週，對於慢性 C 型肝炎患者確實是一大福音。

已痊癒的肝癌風險

由於 C 型肝炎是種無症狀慢性病毒感染，患者在獲知罹患 C 型肝炎且接受治療時，多半都已經經歷過好幾年慢行肝炎的時期。

以本案例的林先生為例，他不僅有慢性肝炎，甚至到了產生肝硬化才接受 C 型肝炎治療。在這種情況下，即使體內 C 型肝炎病毒已被根除，仍有發生纖維化或肝硬化的肝臟，或可能已經存在具早期癌化的肝細胞或肝結節。此時，肝內雖已無 C 型肝炎病毒肆虐，但這些異常的肝細胞或結節，仍舊有機會轉變成肝癌（表 1-6-1）。

因此，即使 C 型肝炎已經痊癒，對於沒有或輕度肝纖維化的患者，仍建議每 6 個月須定期接受血液胎兒蛋白檢測，與肝臟超音波追蹤；若是有顯著肝纖維化或肝硬化的患者，則建議每 3 個月就應該追蹤一次。

表1-6-1 慢性C型肝炎治癒後，發生肝癌的危險因子

危險因子
• 肝硬化 • 顯著肝纖維化 • 長期喝酒 • 合併其他慢性肝炎，如B型肝炎、脂肪性肝炎 • 家族有肝癌病史

肝纖維化與肝癌的風險檢測

肝纖維化就是慢性肝臟發炎後留下的疤痕，肝臟發炎時間越久、程度越嚴重，則纖維化就越厲害，演變到最後就成了肝硬化。

雖然許多研究證據顯示，接受口服抗病毒藥達到 C 型肝炎治癒之後，患者的肝纖維化程度會慢慢改善。然而，治療前原本肝纖維化程度越顯著的病患，即使在 C 型肝炎治癒後，亦會有較高機率衍生出肝癌。

現行肝臟纖維化的檢測，最普及方便且準確的是肝纖維化掃描（Fibroscan）（圖 1-6-2），這是個類似肝臟超音波的非侵入性機器，由探頭發射輕微衝擊波至肝臟，再偵測其回彈的速率，進而計算出肝纖維化程度，讓醫師得以參考此數據來訂定 C 型肝炎患者治癒，以及後續的回診密集度。

圖1-6-2

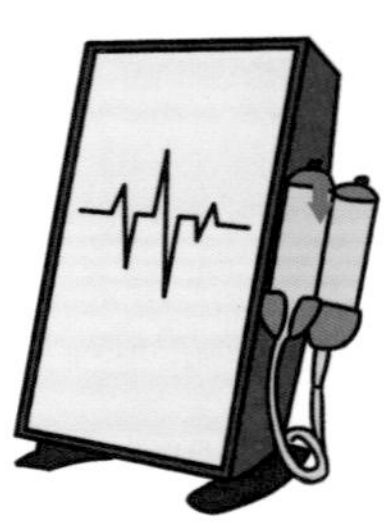

C型肝炎肝纖維化程度 (Fibrosis stage)	
無纖維化	< 7.1 Kpa
輕度纖維化（F1~F2）	> 8.0 Kpa
顯著纖維化（F3）	> 9.5 Kpa
肝硬化（F4）	> 12.5 Kpa

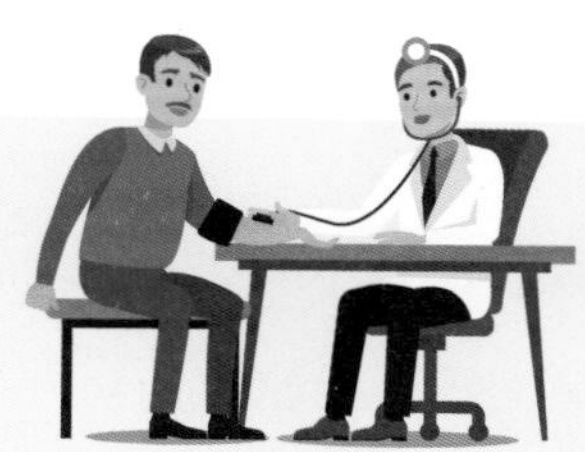

名醫診察室

慢性 C 型肝炎雖然已經可用全口服抗病毒藥物治癒，但即使是治癒的患者，未來仍有產生肝癌的可能性；尤其是已經有肝硬化、顯著肝纖維化、長期飲酒、合併 B 型肝炎或脂肪性肝炎、以及有肝癌家族病史的患者，都是 C 型肝炎治癒後，仍可能發生肝癌的高風險族群。建議這些高風險患者仍須定期回診，接受腹部超音波與血中胎兒蛋白的追蹤。

愛恨交織的美酒

酒精性肝炎的診斷、治療、新發現

• **林志文醫師**

義守大學醫學院醫學系內科學教授

義大醫院內科部副部長及胃腸肝膽科主治醫師

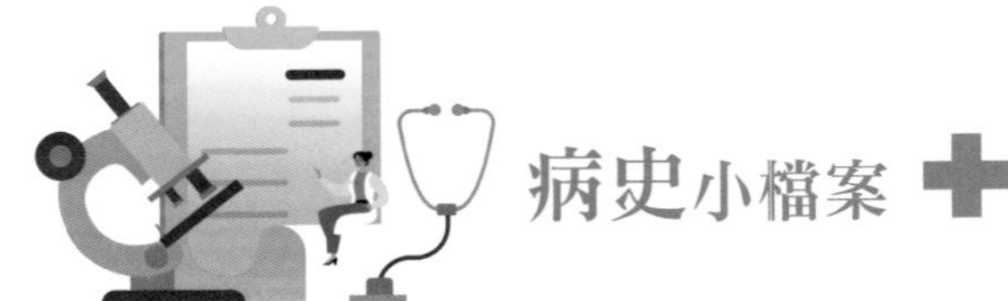

病史小檔案

38 歲的李先生因投資失敗及婚姻不順，借酒解憂反而愁更愁，自己在家喝悶酒，每天至少喝一瓶 750 毫升的 58%高粱酒，時間長達五年。近期因噁心、食慾不振、茶色尿、整個皮膚跟眼白發黃等疑是黃疸症狀，到醫院就診。抽血檢查發現 GOT／GPT：356／168 IU／ML，Bilirubin T／D：17.7／13.6 mg／dl，膽道酵素（GGT）：862 U／L，沒有 B 型及 C 型肝炎，腹部超音波檢查發現肝臟腫大。醫師診斷為急性酒精性肝炎併肝衰竭，立即要求李先生住院治療，給予類固醇藥物及 Pentoxifylline 治療及營養補充。治療過程中一度遇到酒精戒斷症候群，還控制住急性酒精性肝炎併肝衰竭。經過 3 個月的治療，Total bilirubin 降到 2.2，順利出院。門診追蹤時使用戒酒藥物治療並停止喝酒，肝臟才逐漸恢復正常。如今獲得家人的支持，也終於正常生活。

酗酒的危害

對於美酒，大家是既愛又恨。小酌怡情還能促進血液循環，紅酒也有抗氧化的作用；但是豪飲或酗酒，酒精就會對肝臟造成傷害，造成酒精性肝病（圖 1-7-1）。歐美國家的酗酒問題為相當嚴重的公共衛生問題，因此「酒精性肝病」成為美國最嚴重的肝病，而隨著臺灣經濟進步，開始出現「乾杯啦」、「吼搭啦」的飲酒文化，聚餐飲酒的機率快速成長，造成酒精性肝病亦逐年增加。因酒

圖1-7-1 酒不喝傷心，喝多傷肝

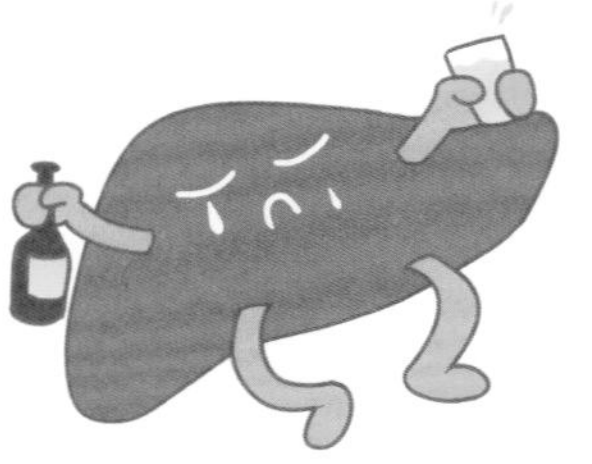

酒精肝

精造成的脂肪肝、肝炎、肝硬化、肝癌及死亡也越來越多，值得重視造成肝病及社會等影響。

酒精代謝影響健康

喝酒後的酒精會經由乙醇脫氫酶（ADH）的代謝，將乙醇代謝為乙醛。醋酸再經過乙醛脫氫酶（ALDH2）的作用轉化為乙酸，而乙酸最後會被分解產生水及二氧化碳並排出體外（圖 1-7-2）。因此，喝酒導致的臉紅和心跳加速，正是因為乙醛有擴張血管的效果。

當乙醇脫氫酶功能良好，能將乙醇代謝為乙醛；若乙醛脫氫酶功能不佳，就無法將乙醛轉化為乙酸。當乙醛大量停留在體內，喝酒就容易臉潮紅。而大量乙醛停留在體內對肝臟亦造成危害，導致肝硬化及肝癌發生機率提高。因此，喝酒容易臉紅代表肝臟無法正常代謝脂肪，進而造成肝臟的傷害。乙醛目前已被世界衛生組織列

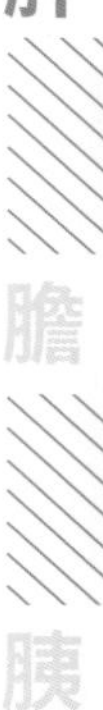

圖1-7-2

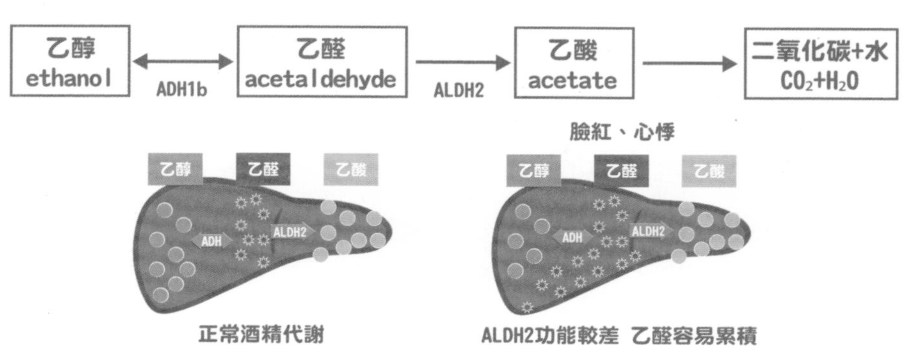

為一級致癌物，當其停留體內越久則對健康越不利。

酗酒加重病毒性肝炎

臺灣是 B 型肝炎的高盛行區域，研究顯示大量飲酒對慢性 B 型肝炎患者會比單純慢性 B 型肝炎患者，增加 3 倍的肝癌發生率及 2 倍的死亡率；而且肝硬化的患者年紀平均 45 歲、最年輕的患者是 28 歲。如果大量飲酒合併乙醛去氫酶功能不全，比大量飲酒但乙醇去氫酶功能正常，會增加 5 倍的肝癌發生率及 2 倍的死亡率。

倘若慢性 B 型肝炎患者大量飲酒合併乙醛去氫酶功能不全，比單純慢性 B 型肝炎患者，則有增加 10 倍的肝癌發生率及 5 倍的死亡率。由此可見，喝酒會加重 B 型肝炎患者肝臟負擔的嚴重性，對病毒性肝炎的影響甚大。

酒精性肝病的類型

酒精性肝病分為酒精性脂肪肝、酒精性肝炎及酒精性肝硬化（圖 1-7-3）。酒精性肝炎包括噁心、食慾不振、腹痛、肝功能異常、黃疸、發燒和白血球細胞稍高等變化很大的臨床症狀，惟若酒精性肝炎輕症僅有輕微肝功能異常及黃疸；嚴重酒精性肝炎如同前述，出現肝功能和黃疸數值很高、肝衰竭、腹水、肝腦病變和胃食道靜脈瘤出血等症狀，其死亡率超過 50%，需盡快住院採積極治療以免惡化又有併發症，嚴重則會休克死亡。

而血液分析酒精性肝炎 5 特徵:（1）酒精性肝病的 GOT／GPT 的比例經常大於 1;（2）總膽紅素升高;（3）膽道酵素會升高至 2～5 倍;（4）常見白血球稍高;（5）過大的紅血球。

圖1-7-3 酒精性肝病

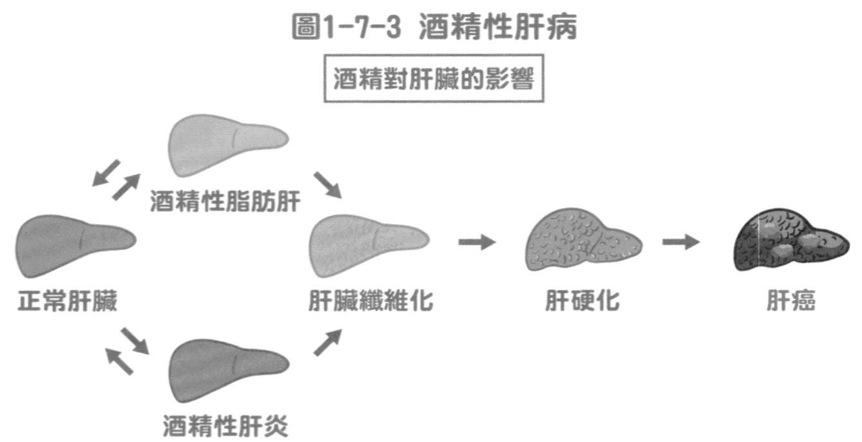

治療酒精性肝炎

酒精性肝炎的治療首重一般併發症，像是：腹水、肝腦病變、胃食道靜脈瘤出血等，最佳又重要的治療其實是戒酒。酒精性肝炎輕症只有輕微肝功能異常及黃疸，給予保肝藥、維他命及戒酒即可恢復，而嚴重酒精性肝炎死亡率超過 50%，需要透過住院積極治療。

酒精性肝炎需透過積極小心的治療，口服類固醇可調節細胞因子作用，改善肝臟發炎並降低死亡率；還有 Pentoxifylline 亦有效改善肝腎症候群。

酒癮治療的藥物選擇

酒癮不容易控制，加上心理治療與藥物才能事半功倍。若酒癮者有戒斷症狀，應先使用苯二氮平鎮靜安眠藥物治療急性症狀；若急性戒斷期後，對不喝酒感到不舒服、或對酒精渴求出現延長性戒斷等現象，可考慮戒酒藥物治療。

目前常用的戒酒藥物，第一線為納曲酮（naltrexone）、阿坎酸（acamprosate），第二線藥物為雙硫崙（disulfiram），但這些藥物健保均未給付（表 1-7-1）。

「納曲酮」可以降低酒精引發的興奮感，降低飲酒意念並減少酒精使用，肝功能不好則不適合用納曲酮。「阿坎酸」為神經傳遞物質氨基丁酸（GABA）的類似物，有助於調節酗酒造成的神經失衡，可處理延長性的酒精戒斷症狀。當酒精戒斷急性期過後，仍覺得要喝酒或沒喝不舒服，則可使用阿坎酸降低戒斷酒癮的不適感並減少復發風險，其效果不錯且副作用少，惟阿坎酸對腎功能較有影響。「雙硫崙」屬後線藥物，是藉由抑制酒精代謝酵素乙醛去氫酶，使乙醛的代謝途徑被阻斷，喝酒後會有噁心、嘔吐、臉潮紅、頭痛等不適症狀，惟雙硫崙不適合使用在肝功能不好的患者。

表1-7-1 戒酒藥物

藥名	納曲酮（naltrexone）	阿坎酸（acamprosate）	雙硫崙（disulfiram）
使用方法	每日一次	每日三次	每日一次
作用	降低飲酒的意念並減少使用酒精	降低戒酒後的不適感減少復發風險	喝酒後會有不舒服症狀減少使用酒精
適用對象	豪飲者，想減少喝酒量	想要完全不喝酒者	想要完全不喝酒者
治療副作用	噁心、頭痛失眠、腹痛	胃腸脹氣、頭暈、焦慮憂鬱、失眠、感覺異常	噁心、嘔吐、臉潮紅頭痛、性慾下降
注意事項	不適合用於肝功能欠佳者	不適合用於重度腎功能欠佳者	不適合用於肝功能欠佳者

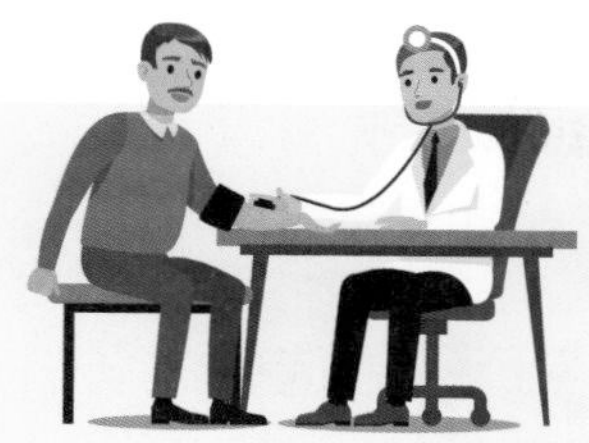

名醫診察室

「喝酒傷肝、不喝傷心」，對於美酒大家是既愛又恨。小酌怡情可促進血液循環，但豪飲就對肝臟造成傷害。在臺灣酒精性肝病逐年增加的情況下，大量飲酒合併乙醇去氫酶功能不全，會加重B型肝炎患者的肝臟負擔及增加肝癌發生和死亡風險。因此，喝酒對病毒性肝炎影響甚大。治療酒精性肝炎首重一般併發症治療，但最重要的是戒酒。而戒酒藥物有納曲酮、阿坎酸、雙硫崙等的選擇；倘若已是嚴重酒精性肝炎會有超過50%的死亡率，需積極住院以類固醇和pentoxifylline治療。

伴隨代謝體質異常
談脂肪肝病種類 診斷治療、預防追蹤

• **劉俊人醫師**

臺大醫學院醫學系內科教授

臺大醫院消化內科主任，肝炎研究中心主任

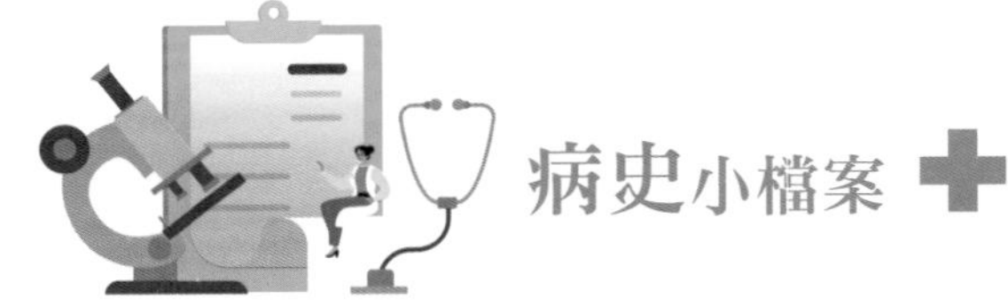

23 歲林先生剛大學畢業，因新進員工體檢接受腹部超音波檢查，不料卻發現肝臟已有中度脂肪肝。林先生在大學期間雖生活單純也無菸酒習慣，因長期使用電腦寫作業，熬夜溫書準備考試，又喜愛甜食且運動恐懼

症；過去已知有高血脂，也未按時服藥控制。林先生的理學檢查顯示：身高 165 公分、體重 70 公斤、體重指數為 25.7kg／mm；血液檢驗結果顯示肝功能異常，血清 AST（GOT）值為 87U／L（正常值＜ 40U／L）、ALT（GPT）值 87U／L（正常值＜ 40U／L）。林先生看到數值後擔心肝臟出現嚴重問題，趕緊到醫學中心尋求診療。

脂肪肝的種類

脂肪肝可分為兩大類，其一是「酒精性脂肪肝」，主因長期飲酒所致；另一是「非酒精性脂肪肝」（Non-Alcoholic fatty liver disease, NAFLD），這類患者無過量飲酒史。而肝內脂肪（主為三酸甘油酯）含量超過肝臟總重量 5% 即定義為脂肪肝，亦有專家學者以肝組織切片顯示逾 10% 肝細胞出現脂肪空泡為定義標準。

區分酒精性與非酒精性脂肪肝的明確界定目前仍無定論，但多數學者認為男性每週飲酒量在 140 克以下、女性 70 克以下者，即可歸類為「非酒精性」。而非酒精性脂肪肝是飲食生活西方化的文明病產物，常見病因為胰島素阻抗（insulin resistance）或代謝體質異常（metabolic dysfunction），因此 3 年前有專家建議將此病名改為「代謝異常相關脂肪肝病」（metabolic dysfunction-associated fatty liver disease, MAFLD）。

歐美兩大肝臟學會於 2023 年 7 月再度修正脂肪肝的英文名稱，將「脂肪性肝臟病」（fatty liver disease, FLD）改為「脂肪變性肝臟病」（steatotic liver disease, SLD），故 MAFLD 亦改稱為 MASLD（metabolic dysfunction-associated steatotic liver disease, MASLD）。

脂肪肝病程與預後

肝臟發生脂肪病變時，可能面臨兩種不同病程與預後：一是單純脂肪浸潤（Steatosis），其影響肝臟有限，但若進展至脂肪

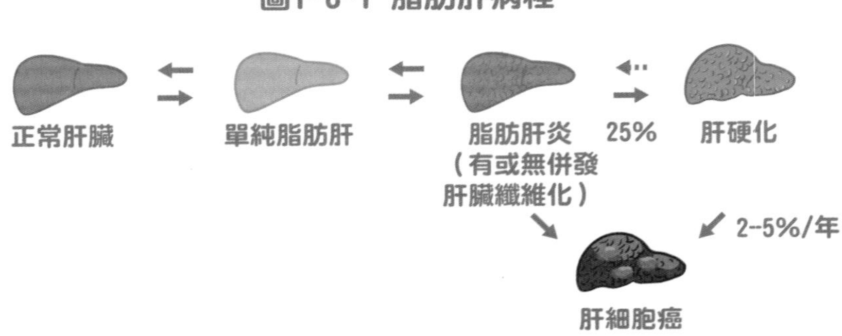

性肝炎則長期預後可能不佳；二是非酒精性或代謝異常相關性脂肪性肝炎（Non-Alcoholic Steato-Hepatitis, NASH；或 Metabolic Dysfunction-Associated Steato-Hepatitis, MASH），後者可能導致肝纖維化、肝硬化、甚至肝癌等嚴重肝傷害（圖 1-8-1）。

一項研究指出，在亞洲地區約有 60% 的脂肪肝可透過飲食與運動改善；若無改善，25% 的患者的脂肪肝在 3 年內可能惡化為脂肪性肝炎。此外，脂肪性肝炎患者 1 年內可能發生第一級肝纖維化，若不積極治療則 20～30 年後的肝纖維化加劇，將演變為肝硬化；而肝硬化每年約 1%～4%的機率惡化為肝癌。

脂肪肝診斷方式

單純的腹部超音波檢查即可診斷脂肪肝，但須仰賴肝穿刺檢查才能確診及判斷嚴重度，是否已發生纖維化甚至肝硬化。除超音波檢查，透過電腦斷層掃描、核磁共振影像以及肝纖維化掃描（FibroScan™）等檢查亦可幫助偵測與診斷脂肪肝。

而當發生脂肪肝時，其背後常伴隨代謝體質異常，因此除了脂肪肝以外，患者可能同時遭逢肥胖（體重超重）、糖尿病、三高（高血糖、高血壓、高三酸甘油酯血症）、低 HDL 膽固醇血症等病症，甚至併發腦血管及心血管疾病，故需密切注意。

圖1-8-2消除脂肪肝三大法寶

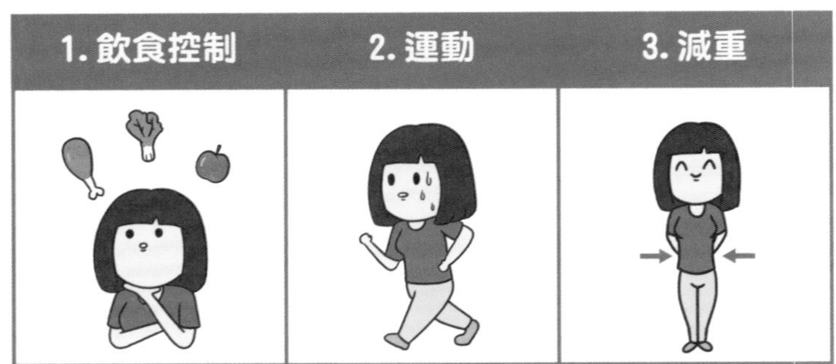

圖1-8-3

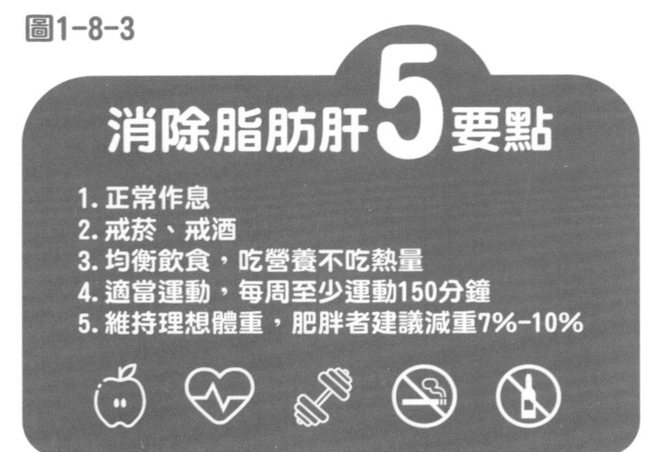

脂肪肝治療與預防

脂肪肝及脂肪性肝炎多伴隨有代謝體質異常與胰島素阻抗，因此調整生活飲食、體重減輕及改變運動習慣對所有脂肪肝病患者而言是基本且必要的（圖 1-8-2）。因此，一般建議包括限制總熱量攝取、採地中海飲食、每週運動 3 次以上且運動時間超過 150 分鐘、以及減輕體重等消除脂肪肝的原則（圖 1-8-3）。

一項國外研究針對 48 位非酒精性脂肪肝且慢性肝功能異常的患者，發現其中 81% 為肥胖、73% 有葡萄糖耐受不良或糖尿病、85% 有高脂血症。在採用低脂飲食並以降血糖藥物控制血糖後，患者的血糖、血脂及體重均獲得改善以外，高達 96% 患者的肝功能也隨之改善。可見改善代謝症候群，是根治非酒精性脂肪肝的關鍵策略。

香港中文大學針對非酒精性脂肪肝患者，採取生活型態改變的介入措施，結果發現光靠生活型態改變就能改善 67% 患者的脂肪肝，而體重減輕 3%～10% 亦可改善脂肪肝。惟建議以循序漸進的方式減重，因快速大量減重反而會加重肝臟脂肪病變或促進纖維化惡化，故減重應以半年內減輕原體重 10% 為原則。

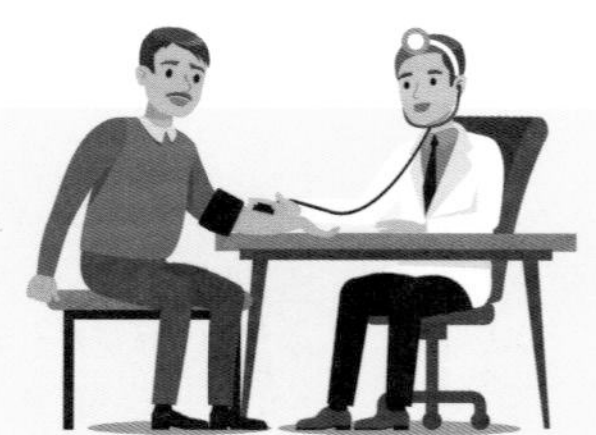

名醫診察室

非酒精性脂肪肝病或代謝異常相關脂肪肝病，是目前全世界常見的肝臟疾病；由於是身體代謝體質出現異常，針對所有脂肪肝病友，須以調整生活飲食、減輕體重以及改變運動習慣為絕對必要的。除了脂肪肝以外，病友可能因胰島素阻抗而合併發生糖尿病和其他心血管疾病等問題，因此跨科整合照護也將有助於維護病友健康。除診斷脂肪肝，發掘並控制這些代謝異常相關疾病，能改善病友預後以延長壽命。

飲食西化文明病
代謝異常引發脂肪性肝炎增加肝癌風險

• **劉俊人醫師**
臺大醫學院醫學系內科教授
臺大醫院消化內科主任，肝炎研究中心主任

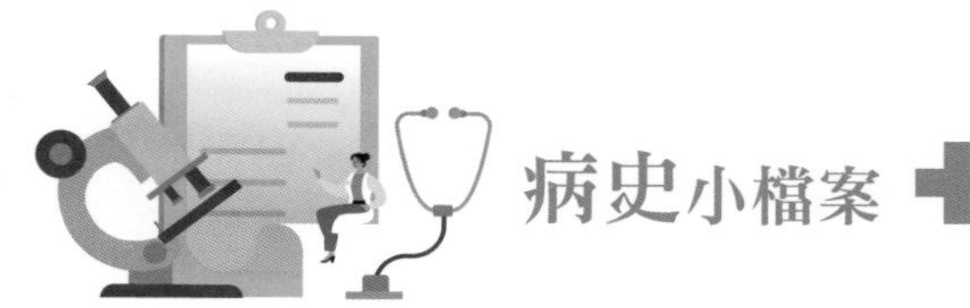

病史小檔案

40 歲的李先生在社區免費腹部超音波篩檢中，意外發現患有中度脂肪肝，並疑似肝硬化。而李先生是名大科技公司的電腦工程師，長期工作時間漫長，生活緊張忙碌。雖然不抽菸也只在偶爾應酬時小酌幾杯，但因工作繁忙，幾乎沒有時間運動。此外，他還有十二指腸潰瘍和胃食道逆流的病史，血糖也一直偏高，但尚未開始服藥治療。在醫學中心的檢查中，醫生發現李先生身高 160 公分，體重 82 公斤，身體質量指數高達 32.0，屬於肥胖。血液檢查結果更是令人擔憂：血小板計數偏低，空腹血糖和糖化血色素都超出正常範圍，血脂檢查顯示總膽固醇、低密度脂蛋白膽固醇和三酸甘油脂均偏高。最令人憂心的是肝功能指標 AST 和 ALT 都明顯升高，遠超正常值；考慮到這些異常指標，肝臟科醫師建議李先生接受肝臟穿刺檢查。結果證實李先生不僅患有脂肪性肝炎，還已經發展到第三級肝臟纖維化的程度。

脂肪肝定義與分類

2023 年 7 月，歐美肝臟研究學會將脂肪肝的英文名稱從「脂肪性肝臟病（FLD）」改為「脂肪變性肝臟病（SLD）」，與代謝異常相關的脂肪肝則稱為代謝異常相關脂肪變性肝臟病（MASLD）；其中，較嚴重的型態是代謝異常相關脂肪性肝炎（MASH）。

雖然大多數脂肪肝長期對肝臟影響不大，但約 20%～30% 的患者可能發展為嚴重脂肪性肝炎。脂肪酸積聚可能導致肝組織發炎和受損，進而引發肝纖維化。若持續惡化就可能演變為肝硬化，甚至增加肝癌風險。

脂肪肝診斷和治療

超音波檢查可初步診斷脂肪肝，但無法評估肝細胞的實際發炎情況，最準確的診斷方法是肝穿刺病理切片檢查。脂肪性肝炎的特徵包括肝細胞內脂肪顆粒堆積、肝小葉內發炎，以及肝細胞氣球狀腫大。嚴重脂肪肝會出現肝小葉中心靜脈附近的纖維結痂，隨著病情進展可能發展為肝硬化。

代謝異常相關脂肪肝病的根本原因，是代謝體質異常和胰島素阻抗。因此，治療的基本方法包括調整生活飲食、減輕體重和改善運動習慣；同時，積極治療代謝症候群相關疾病像是高血壓、高血糖、肥胖和高血脂等也很重要；因為代謝症候群改善，也等於促進全身的健康（表 1-9-1）。

肝纖維化非侵入性評估

近年來，「肝臟纖維化指數（FIB-4）」的非侵入性方法，被廣

表1-9-1 代謝異常相關脂肪性肝炎處置建議

「肝臟纖維化指數 FIB-4（fibrosis index based- 4 parameters）」只要將病人的年齡、抽血檢查的ALT（GPT）、AST（GOT）、血小板數值，套入公式就可估算肝纖維化的程度。目前美國已經核准使用Resmetirom®，治療代謝異常相關脂肪性肝炎。

	單純脂肪肝	脂肪性肝炎（FIB-4 >1.3）	顯著纖維化與肝硬化（FIB-4 >2.67）
飲食控制	✓	✓（限制總熱量攝取）	✓（限制總熱量攝取）（建議地中海飲食型態）
積極運動	✓	✓	✓
減輕體重	✓（減重%3-5%）	✓（減重5%-10%）	✓（積極減重7%-10%）
控制代謝疾病	✓	✓	✓
藥物介入	×	✓	✓

泛應用於評估肝纖維化程度。FIB-4 利用年齡、ALT、AST 和血小板數值計算，若 FIB-4 大於 1.3，建議進行進一步檢查；若超過 2.67，則需要專科醫師評估和肝臟切片檢查。由於肥胖、糖尿病或心血管疾病患者，有較高風險罹患脂肪肝和肝纖維化，建議相關科別醫師主動為這些高風險患者進行 FIB-4 評估。

對於嚴重纖維化肝病患者，除了生活方式調整外，需要藥物治療以減緩病情進展。目前美國有條件核准的藥物是 Resmetirom®，其他多種藥物正在進行臨床試驗。

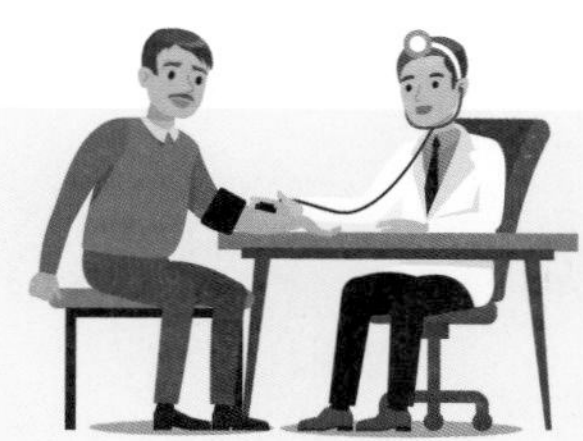

名醫診察室

代謝異常相關脂肪肝病與脂肪肝炎，是現代飲食西化的常見文明病，其根源多來自代謝失調。這些疾病不僅導致肝臟細胞累積過多脂肪，部分患者還會發展為嚴重纖維化甚至肝硬化。臨床醫師的首要任務是識別嚴重脂肪肝炎患者，對所有脂肪肝病患者而言，調整飲食、減重和增加運動是必要的治療方針。而對於已出現嚴重纖維化的患者，除了生活方式的改變，還需考慮積極的藥物治療，以減緩病情惡化並改善纖維化狀況。

肝硬化病患常見的不定時炸彈 胃食道靜脈瘤

- **陳宥任 醫師**

  臺北榮民總醫院胃腸科主治醫師
- **侯明志 醫師**

  臺北榮民總醫院副院長

  陽明交通大學 醫學系內科教授

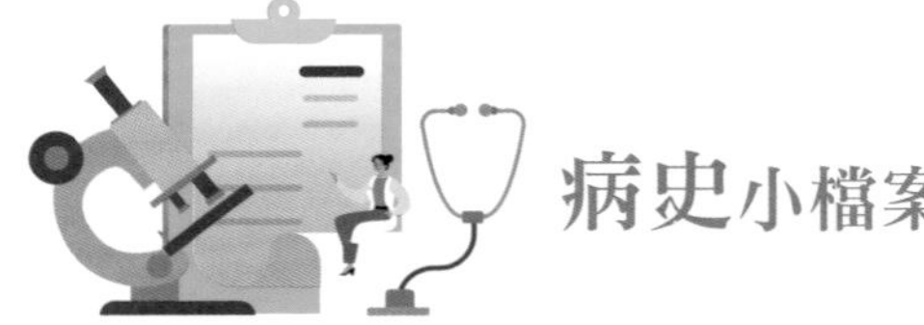

病史小檔案

40 歲的王先生因長期酗酒，每日飲用 300C.C. 高粱酒，某日在工地搬運重物時突發大量吐血，同事緊急將其送往北部某醫學中心急診。王先生因出血性休克導致意識不清，急診醫師立即為其置入氣管內管，並進行緊急上消化道內視鏡檢查。胃腸科醫師發現食道下段有靜脈瘤破裂出血（圖 1-10-1），隨即執行內視鏡結紮術止血（圖 1-10-2）。手術成功後，王先生的生命徵象迅速穩定，24 小時後順利脫離呼吸器。後續電腦斷層檢查顯示：肝臟表面粗糙，腹腔內有豐富血管側枝循環，脾臟腫大（圖 1-10-3），這些都是肝硬化的典型表現。王先生術後短暫出現腹水，經利尿劑控制並出院後，在精神科門診繼續接受酒癮治療，以預防類似情況再次發生。

圖 1-10-1

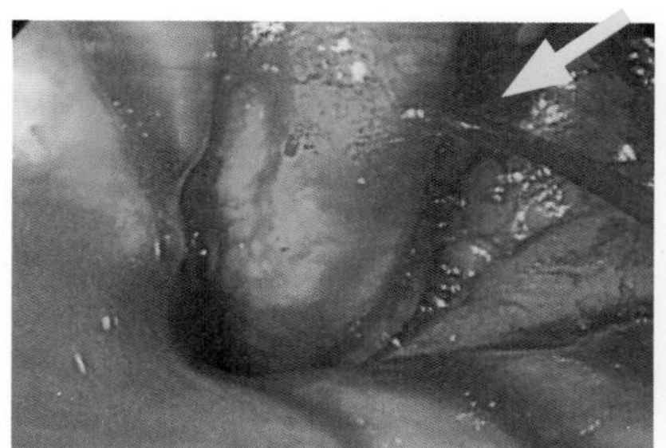

食道下段有靜脈瘤破裂出血（箭頭所示）

圖 1-10-2

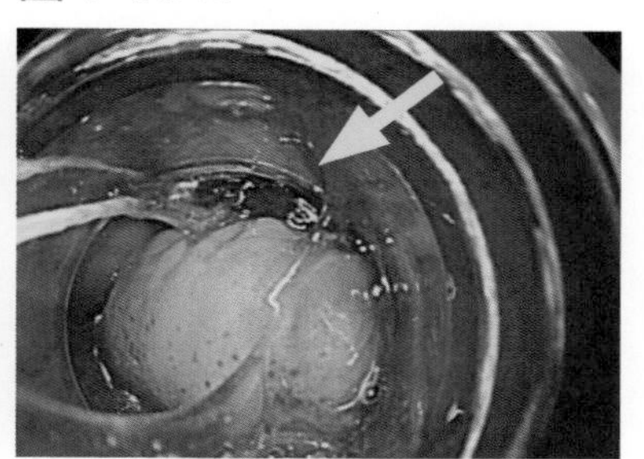

內視鏡結紮術阻斷出血（箭頭所示）

圖 1-10-3 腹部電腦斷層

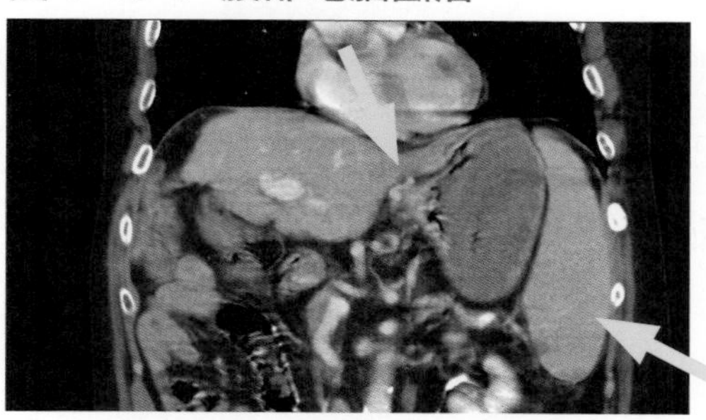

發現肝臟表面粗糙且腹腔內有豐富血管側枝循環和脾臟腫大（箭頭所示）。

胃食道靜脈瘤的來由

胃食道靜脈瘤（esophogogastric varices）是肝硬化的併發症，約 50%的肝硬化病患會併發胃食道靜脈瘤。肝硬化後肝門靜脈（portal vein）血流阻力增加，血管壓力也會隨之上升，造成門脈高壓（portal hypertension）進而導致腹腔與內臟血管擴張膨大，產生側枝循環和靜脈瘤（圖 1-10-4）。當胃食道靜脈瘤破裂出血時，需要用內視鏡結紮術（endoscopic band ligation）或內視鏡組織凝膠注射術（endoscopic cyanoacrylate injection）緊急止血。

圖1-10-4 胃食道靜脈瘤

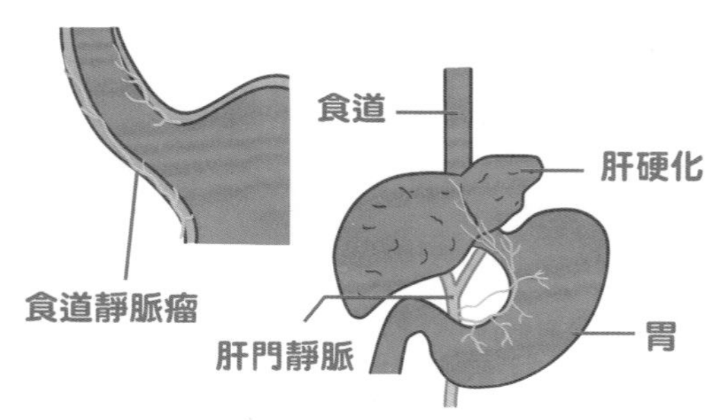

高風險併發症及治療

胃食道靜脈瘤破裂出血的死亡率可達 30%，病患因出血可導致休克、肝昏迷、或是後續發生自發性腹膜炎及肝衰竭等併發症。

為減少出血後的併發症，除了內視鏡治療以外，急性期還需要注射血管收縮藥物，如：somatostatin、terlipressin 或 octreotide；另外還要使用預防性抗生素避免細菌感染。

病患穩定後須使用非選擇性乙型阻斷劑（non-selective beta blocker）降低肝門靜脈壓力，如：carvedilol 或 propranolol；同時每 2～4 周接受內視鏡結紮術直到靜脈瘤根除。若病患經內視鏡治療後止血失敗或反覆出血，應接受經頸靜脈肝內門體靜脈支架分流術（transjugular intrahepatic portosystemic shunt, TIPS）降低肝門靜脈壓力，並啟動肝臟移植評估。

預防篩檢以降低風險

由於胃食道靜脈瘤破裂出血的危險性很高，肝硬化病患應接受定期檢查確認是否併發有意義的門靜脈高壓（clinical significant portal hypertension, CSPH）的狀況。國際醫療指引現行建議，可使用內視鏡診斷胃食道靜脈瘤或非侵襲性的抽血、腹部超音波及肝纖維掃描儀，篩檢具有意義的門靜脈高壓。

若肝硬化病患被診斷為有意義的門靜脈高壓，應服用非選擇性乙型阻斷劑，預防胃食道靜脈瘤出血以及其他門靜脈高壓的併發症；若病患不適合服用藥物且併發高出血風險的胃食道靜脈瘤，應接受預防性內視鏡結紮術。有許多肝硬化病患最後發展為肝癌，肝癌病患也有約 40％合併胃食道靜脈瘤。國際醫療指引建議若肝癌病患合併胃食道靜脈瘤，目前則比照肝硬化病患的預防策略。

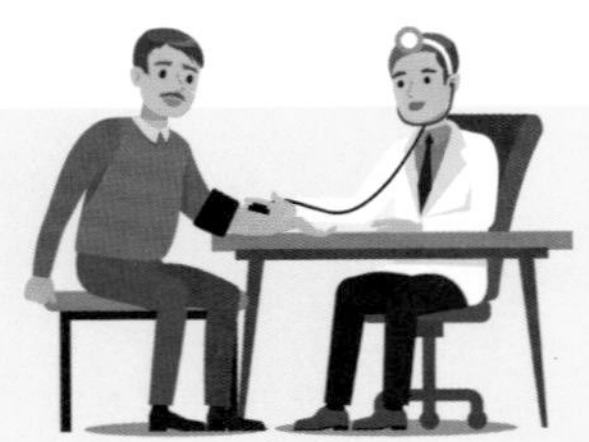

名醫診察室

胃食道靜脈瘤是肝硬化患者面臨的潛在威脅，需要定期篩檢以實現早期診斷和及時預防。若肝硬化患者出現吐血或血便，應立即就醫。預防措施包括內視鏡檢查和藥物治療，但更重要的是針對肝硬化的根本原因進行治療。對病毒性肝炎患者使用抗病毒藥物，自體免疫肝炎患者使用免疫調節劑，酒精性肝炎患者需戒酒，脂肪肝患者則應減重等，這些針對性治療是有效控制肝硬化進展的關鍵。

多重局部治療
併用免疫療法
成功翻轉末期肝癌

• **蔡坤峰醫師**
臺南市立安南醫院消化科主任

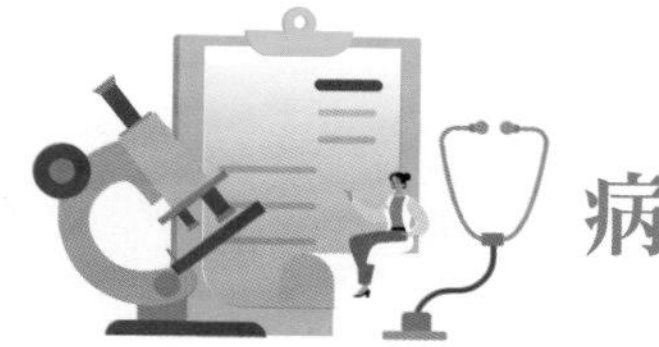

病史小檔案

63 歲的林先生因下肢水腫、腹脹以及呼吸困難就醫。就醫後發現個案有肝硬化與慢性 B 型肝炎。血液檢查顯示血清胎兒蛋白（AFP）高達 6,768.5 ng／mL，腹部斷層掃描發現肝臟內有一個直徑 13 公分的腫瘤，

圖 1-11-1

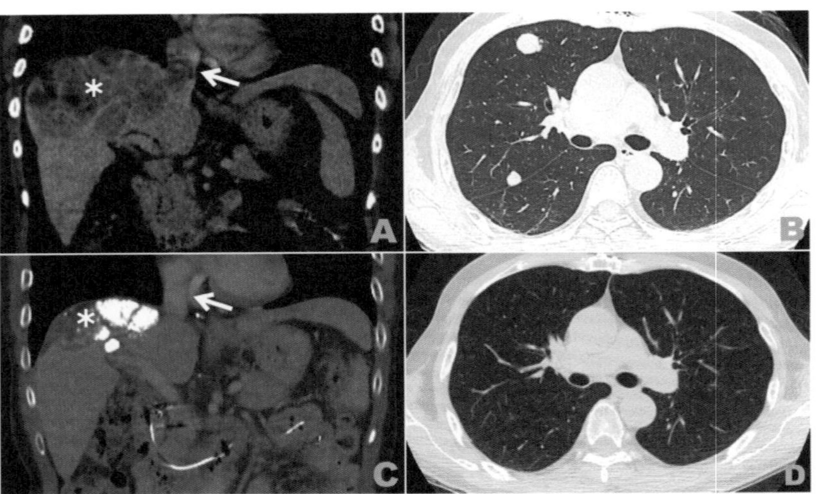

（A）肝臟內有一個直徑 13 公分的腫瘤，直接侵犯到門脈、肝靜脈，同時伴有下腔靜脈和右心房內的腫瘤血栓
（B）腹部斷層掃描肺部發現多顆新的轉移病灶
（C）經過免疫治療後，肝臟腫瘤壞死，先前侵犯右心房和下腔靜脈之腫瘤血栓完全消失
（D）胸部電腦斷層顯示肺轉移性腫瘤已完全消失

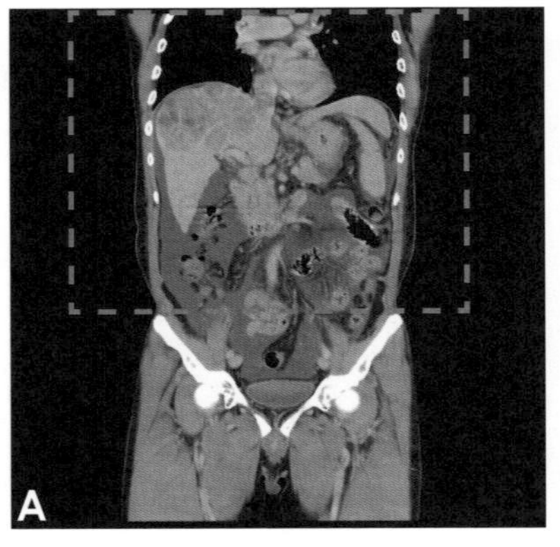

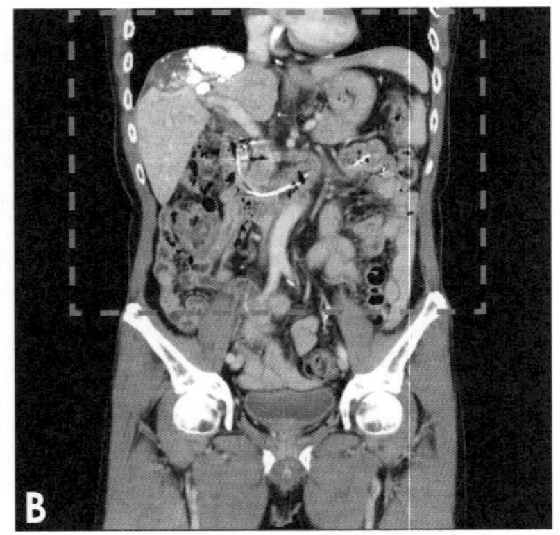

（A）治療前肝臟內有一個直徑 13 公分的腫瘤，直接侵犯到門脈、肝靜脈，同時伴有下腔靜脈和右心房內的腫瘤血栓
（B）治療後，腹部斷層顯示腫瘤完全消失

直接侵犯到門脈、肝靜脈，同時伴有下腔靜脈和右心房內的腫瘤血栓（圖 1-11-1，A）。患者先接受心臟除栓手術，切除腫瘤血栓以緩解靜脈阻塞。後續又接受肝動脈灌注化學治療，接著再給予全身性的標靶治療，對局部的殘存腫瘤進行經動脈栓塞治療，而追蹤發現病人肺部多顆新的轉移病灶（圖 1-11-1，B），先前的局部治療無法有效控制病情，轉接受全身性的免疫治療。病人每兩週一次輸注 240mg 保疾伏（nivolumab），經過 8 個療程的免疫治療後，肝臟腫瘤伴有大面積壞死，先前侵犯

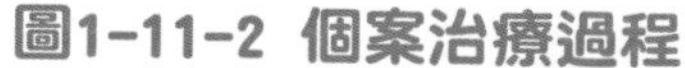
圖1-11-2 個案治療過程

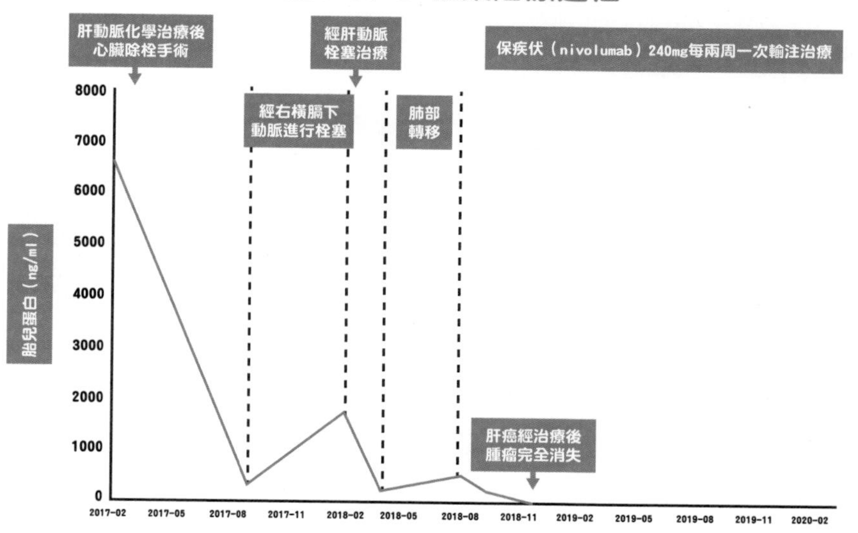

右心房和下腔靜脈之腫瘤血栓（圖 1-11-1，C）、以及胸部電腦斷層顯示肺轉移性腫瘤已完全消失（圖 1-11-1，D），胎兒蛋白最終降至正常值，達到穩定的完全腫瘤控制，至今已逾五年（圖 1-11-2）。

免疫治療的優點

免疫治療能夠針對癌細胞進行單一攻擊，而對正常細胞的傷害相對較小，這有助於降低治療過程中的副作用。此外，免疫治療亦能啟動持久的免疫反應，以達到長期控制並可治癒的機會；對於潛在難治性或轉移性肝癌，免疫治療有顯著的治療效果。

免疫治療還可與其他治療作為合併治療，例如：可與肝動脈灌注化學治療、放射線治療及標靶治療等方法合併使用，進一步提高肝癌治療的效果。因為免疫治療副作用小，患者治療不適感與副作用低，預期可改善生活品質與心情。

末期肝癌多模式治療

末期肝癌的治療相當複雜，大多依據多專科團隊討論來選擇合適治療。針對肝內腫瘤的清除有手術、射頻消融術（RFA）、經動脈栓塞治療、放射線治療、經動脈化學治療等多種方式，可有效縮小腫瘤。對肝外之轉移病灶則需要全身性的標靶治療、免疫治療或細胞治療；其中，免疫治療有最完整的文獻佐證。

因各式肝癌治療日益完備成熟，針對困難的末期肝癌，以多重局部治療併用全身性的免疫療法為有效治療選擇。依上述個案林先生為例：他歷經心臟除栓手術、肝動脈灌注化學治療、全身性標靶治療、以及經動脈栓塞治療等，經過 8 個療程的免疫治療後，肝臟腫瘤壞死、腫瘤血栓消失到肺轉移性腫瘤完全消失，成功治療末期肝癌。

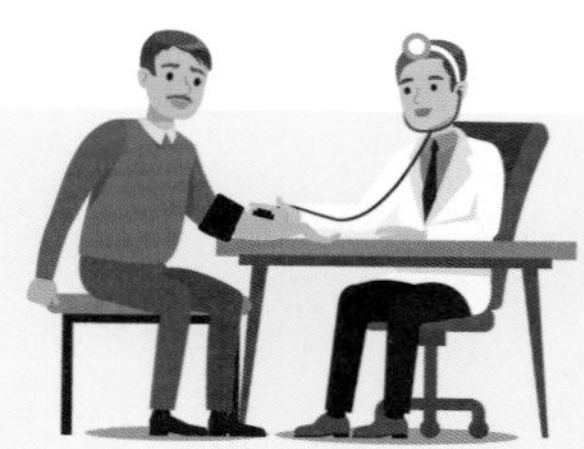

名醫診察室

肝癌合併心肺轉移的預後極差，但通過醫師專業評估和多種治療組合，包括免疫治療，可帶來希望。本案例先控制肝內腫瘤，當發現新的遠端轉移病灶後就輔以系統性免疫治療，最終完全根除腫瘤。如此看來，末期肝癌患者有新的治療希望，也顯著改善預後潛力，鼓勵都應採取更積極的治療。

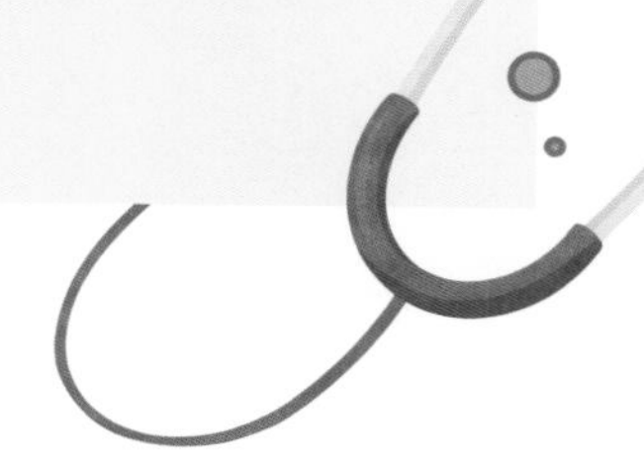

未來治療肝癌新趨勢

手術、消融治療、經動脈栓塞及免疫療法

• **曾政豪醫師**
義守大學醫學系助理教授
義大癌治療醫院內科部副部長
義大癌治療醫院肝膽胃腸科主任

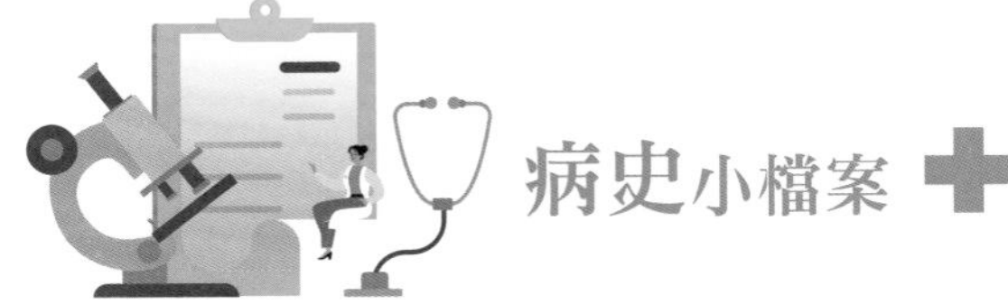

68 歲的許女士因為腹脹求醫，經檢查發現患有慢性 B 型肝炎合併肝硬化，電腦斷層影像中的肝臟有直徑 8 公分（圖 1-12-1，A）以及右葉有直徑 3.5 公分（圖 1-12-1，B）的肝癌，而腫瘤指數（胎兒蛋白，alfa-

fetoprotein）也相當高。醫療團隊考慮到腫瘤數目及大小，傳統栓塞治療效果有限，以及副作用太大；與病人討論後，決定先用免疫治療讓腫瘤縮小，再追加局部治療來治癒。經過 3 個療程的免疫治療（Atezolizumab 加 Bevacizumab）後，左葉的直徑 8 公分腫瘤明顯縮小到 4 公分（圖 1-12-2，A），右葉腫瘤的體積沒有變化（圖

圖 1-12-1

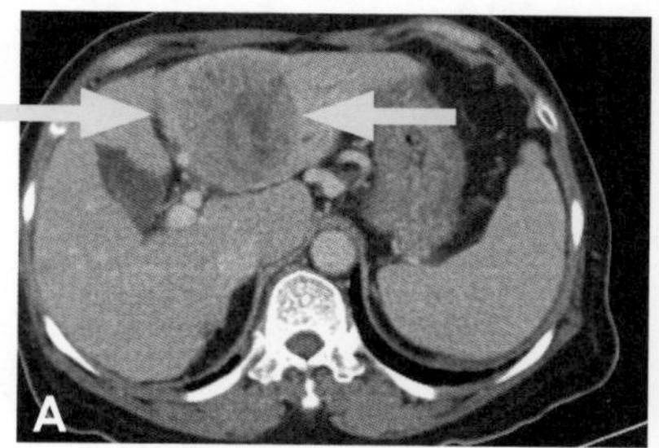

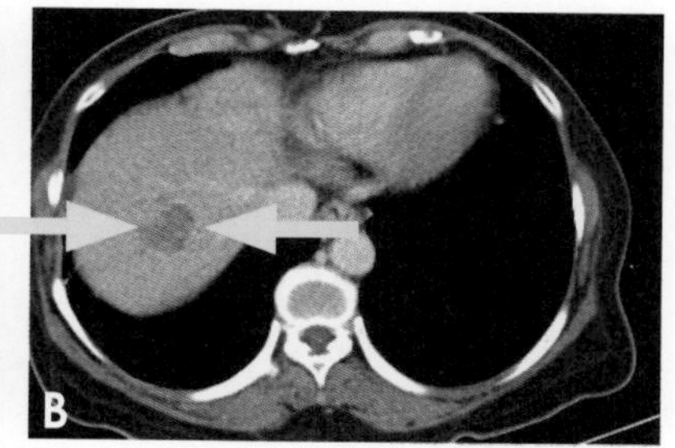

電腦斷層顯示左葉 **8** 公分的肝癌（**A** 箭頭所示），以及右葉 **3.5** 公分的肝癌（**B** 箭頭所示）

圖 1-12-2

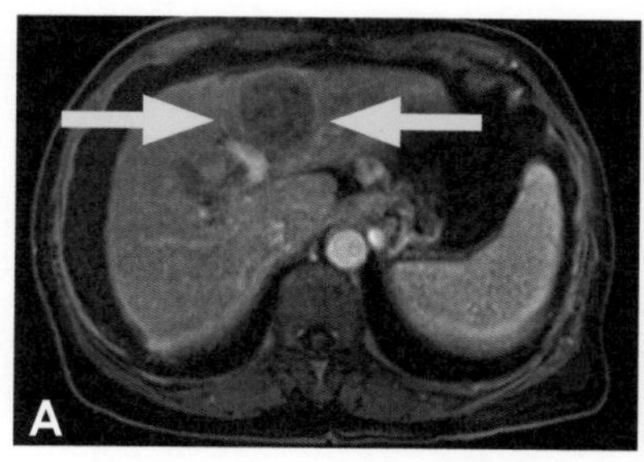

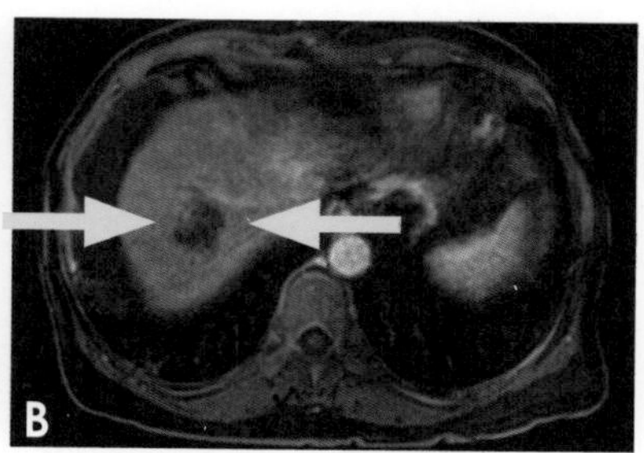

經過免疫治療後，左葉肝癌縮小至 **4** 公分（**A** 箭頭所示），右葉的肝癌沒有明顯變化（**B** 箭頭所示）

1-12-2，B），因此接續使用栓塞合併射頻消融治療。後續追蹤電腦斷層影像確認左葉及右葉腫瘤呈現完全壞死（圖 1-12-3），腫瘤指數也降至正常。許女士從診斷出肝癌到治療到腫瘤完全緩解，總共歷時 6 個月。

圖 1-12-3

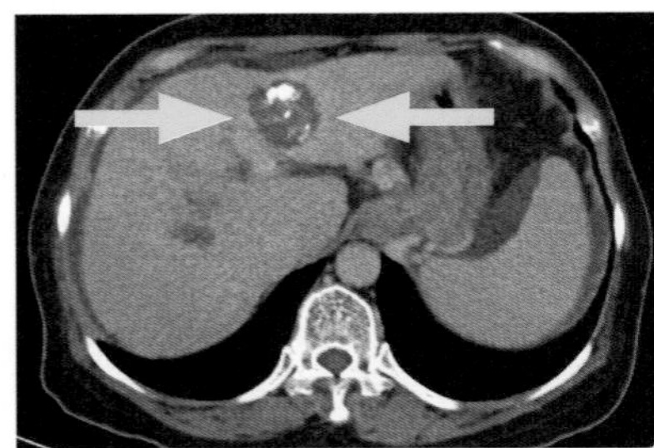

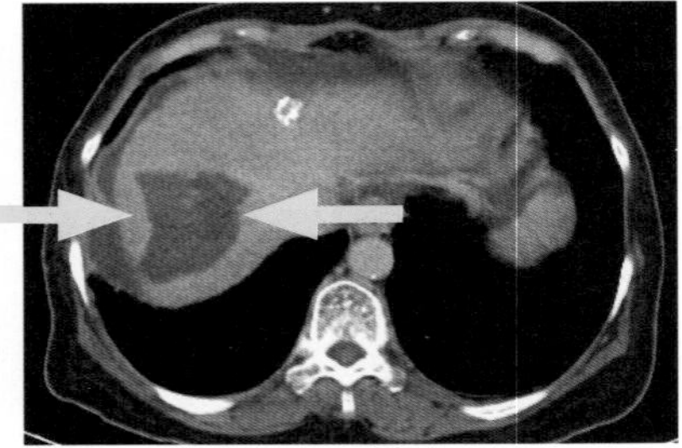

經動脈栓塞合併消融治療後，電腦斷層顯示兩葉之肝癌完全壞死（箭頭所示）

肝癌的治療方法

肝癌的治療方法多樣化，目前主流治療包括：手術切除、射頻消融術、肝臟移植、經動脈栓塞、藥物治療、放射線治療及質子刀等方法（表 1-12-1）。手術切除是治療早期肝癌的最直接方法，但需評估手術風險和術後肝功能。

而消融術像是：射頻消融（Radiofrequency ablation, RFA）和微波消融（Microwave ablation, MWA）對小型肝癌效果佳，惟 3 公

表1-12-1 肝癌之治療原則

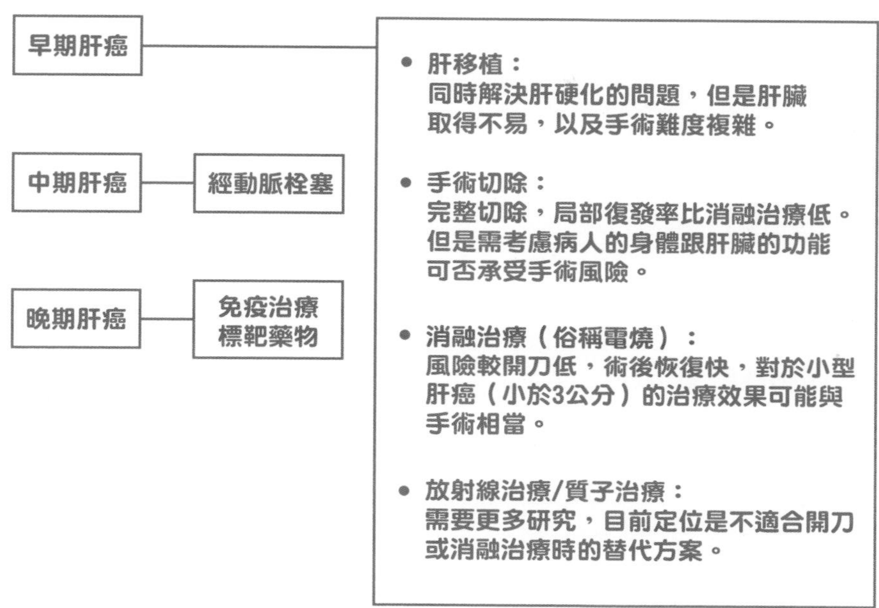

分以上的腫瘤效果較差；肝臟移植直接解決腫瘤問題，還能提供健康肝臟，缺點是受限器官來源；經動脈栓塞通過阻斷血液供應破壞腫瘤，但對大型腫瘤可能損害肝功能。

肝癌治療新趨勢

近年來，肝癌藥物治療（特別是免疫治療）取得顯著進展。對大型中期肝癌，現今趨勢是先嘗試藥物治療縮小腫瘤，再採用局部治療如栓塞、消融或手術，以兼顧安全性。放射線治療和質子刀等新方法，可利用精準定位技術從體外發射能量波殺死癌細胞，可作為無法手術或消融治療的替代方案。

小型肝癌是選擇手術切除還是消融術，需視具體情況而訂，舉例來說，肝臟表面腫瘤適合手術切除、深部腫瘤則傾向選擇消融術，還有年輕體健患者多採手術切除、年長體弱者傾向消融術。以許女士案例為例，肝臟中有兩顆腫瘤過大，手術切除風險高，不適合肝臟移植，也超出消融術適用範圍。同時，放射線治療需照射範圍過大，可能造成過多肝臟損傷。

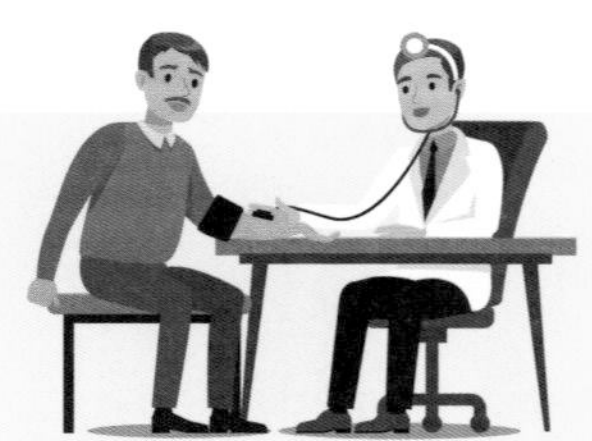

名醫診察室

照傳統作法，中大型的肝癌，若無法直接開刀切除，大多會選擇經動脈栓塞治療後，根據治療的反應再決定下一階段的計畫。而本案例的許女士，先使用免疫治療讓左葉直徑 8 公分腫瘤明顯縮小後，再接續經動脈栓塞合併射頻消融術，讓肝癌腫瘤最後完全壞死。此成功的病例，展現出免疫治療在肝癌的重要角色，也重新思考未來可否將免疫治療的使用時機提前。

選擇肝臟移植
治療肝癌手術的最佳選擇

- **何承懋醫師**

  臺大醫院外科主治醫師

  臺大醫學院外科副教授

- **李伯皇醫師**

  臺灣大學名譽教授

  義守大學特聘兼任講座教授

  臺大醫院特聘兼任主治醫師

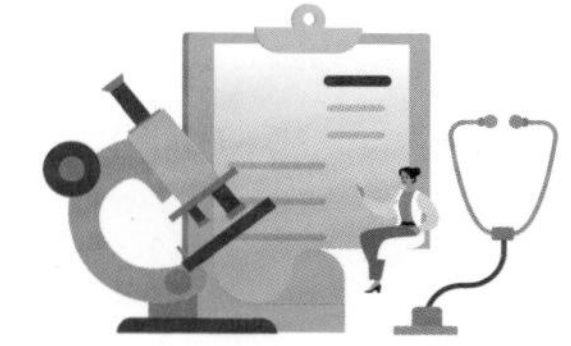

病史小檔案

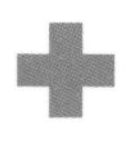

53 歲的林先生因 B 型肝炎肝硬化接受例行超音波追蹤，發現在右肝第六小葉有一顆直徑 2.3 公分的肝腫瘤，手術切除後證實是肝細胞癌（圖 1-13-1），而術後 7 個月發現右肝有多顆復發性肝癌，陸續接受兩次肝動

脈栓塞；栓塞治療後 2 個月，再發現左外肝葉有腫瘤復發，以酒精注射局部治療。一年後，右肝有肝癌復發又以酒精注射局部治療，之後因肝功能惡化合併產生黃疸，58 歲時接受大愛肝移植（圖 1-13-2），切除呈現明顯肝硬化的病肝（圖 1-13-3）。肝臟移植術存活至今超過 24 年，並且無肝癌復發。

圖 1-13-1

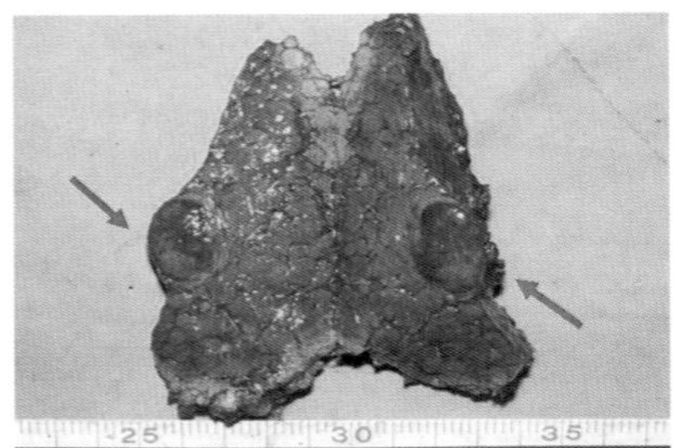

手術切除的肝癌

圖 1-13-2

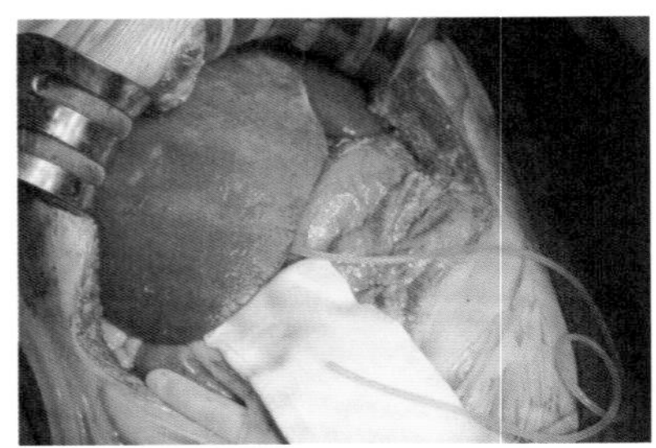

肝臟移植手術完成圖

圖 1-13-3

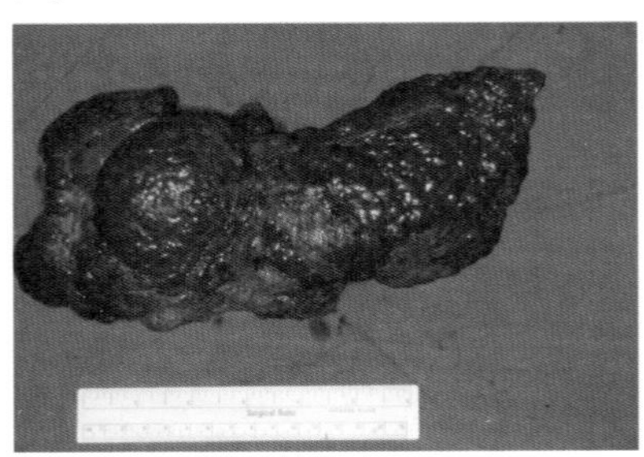

切除之病肝呈現明顯之肝硬化

肝癌手術的適應症

以外科手術切除是治療肝癌的常見方法，尤其適用於早期肝癌；惟並非所有肝癌患者都適合，手術適應性主要取決於腫瘤大小、數量和位置，以及患者肝功能和整體健康狀況。

正常情況下，適合手術的患者應只有單腫瘤，或多腫瘤但局限在肝臟一部分。腫瘤位置對手術是否可行至關重要，靠近主要血管的腫瘤會增加手術風險；特別是對於肝硬化，良好的肝功能和足夠的肝容量是手術的重要前提。此外，還有患者的整體健康狀況，包括心肺功能亦是醫療團隊需考慮的重要因素。

肝臟移植的治療

肝臟移植是將受損或功能失常的肝臟替換，成為健康肝臟的醫療手術；而健康肝臟來自大愛捐贈者或活體捐贈者的部分肝臟，移植治療末期肝病和肝癌屬最佳又有效的選擇。肝癌患者接受肝臟移植需滿足特定條件，以確保手術成功和長期存活；最常見的「米蘭標準」是單腫瘤直徑不超過 5 公分，或最多 3 個腫瘤且每個直徑不超過 3 公分，且患者不能有肝外轉移或侵犯大血管，必須控制活動性感染。

良好的心理狀態和社會支持系統，有助於患者應對手術後的生活調整。值得注意的是，肝臟移植的候選人標準會因地區和醫療機構而異，故較適合性評估應由經驗豐富的專家團隊進行。

手術切除與肝臟移植

面對肝癌治療選擇，手術切除腫瘤和肝臟移植各有優缺點（表 1-13-1）。患者在個人健康狀況下考慮因素，並與醫療團隊討論潛在問題，同時考慮個人偏好和價值觀。

對肝癌患者而言，肝移植具有幾項主要優點：首先，可作為早期肝癌的根治性治療，特別是在其他治療無效時；再來，肝移植後顯著改善肝功能、提高生活品質、減少肝癌相關肝病的症狀和併發症。最後，適合肝移植手術的患者，已被證明可顯著延長壽命。

肝移植的潛在風險

儘管肝移植具有諸多優點，但也存在潛在風險和併發症。排斥反應是主要風險之一，患者需長期服用免疫抑制劑來預防，而藥物本身也有副作用。免疫抑制會增加感染風險。手術本身存在出血、血栓形成等風險，以及麻醉和術後併發症。長期使用免疫抑制劑可能導致腎功能受損、高血壓和糖尿病等併發症。

表1-13-1 比較肝臟切除術和肝臟移植的優缺點

肝癌外科手術	肝臟切除手術	肝臟移植
適用範圍	通常考慮用於早期肝癌且肝功能良好（無或代償性肝硬化）的患者	適用於有末期肝病的患者或符合可接受標準（例如米蘭標準）的肝癌患者
優點	如果患者適合並且腫瘤可切除可立即進行手術 如果剩餘的肝臟功能良好可以保留肝臟 毋須使用免疫抑制劑	同時治療癌症和潛在的肝病（例如肝硬化） 有完全治癒肝癌的潛力 與切除術相比，復發率較低
缺點	與移植相比，復發風險較高 不適用於肝功能差或肝病晚期的患者	受限於可供捐贈器官的可用性 需要終身免疫抑制，這自身帶來的風險 嚴格的適用標準可能排除一些患者
恢復和回診	比起移植，通常住院時間和恢復時間較短 需要定期回診以監測復發情況	由於手術複雜性及需要密切監測器官排斥，住院時間和恢復期較長 需要定期回診以監測肝功能和調整免疫抑制劑
長期結果	取決於肝癌的階段、肝功能和切除的完整性 需要注意監控肝癌復發的可能性	如果移植成功，可以提供更好的生活品質，因為它解決了潛在的肝病 有免疫抑制相關併發症的風險包括，感染和腎損傷

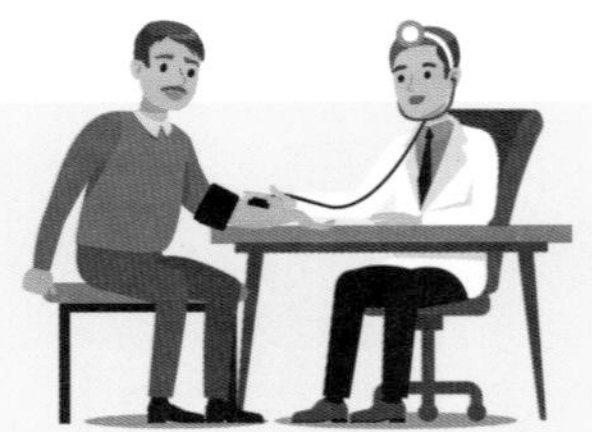

名醫診察室

因肝臟來源不足，手術治療肝癌仍優先選擇。但整體而言，肝臟移植還是肝癌手術治療的最佳選擇。儘管存在風險和併發症，對於許多肝癌病患者來說，肝移植仍是寶貴治療，尤其合併其他末期肝病；即便曾接受手術、局部或全身治療失敗，移植是唯一提供生存機會和改善生活品質。每位病人的情況都是獨特的，因此決定是否進行肝移植時，需醫療團隊進行仔細評估和討論，以達到最佳成績。

肝裡有膿的肝膿瘍 細菌感染造成嚴重肝臟感染

• **曾岱宗醫師**
臺大醫學院醫學系內科臨床副教授
臺大醫院內科部主治醫師
臺大醫院醫學研究部主治醫師

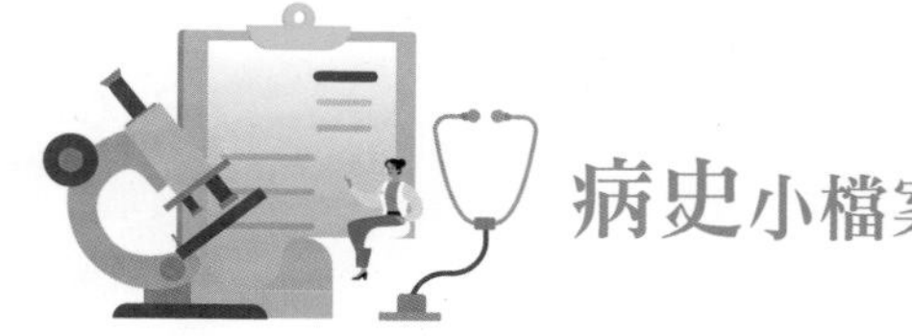

病史小檔案

67 歲的蔡先生因多年未規則回診的糖尿病，出現發燒、意識變差及體重減輕等症狀，經腹部超音波檢查發現肝臟腫瘤，進一步檢查顯示肝臟有一顆直徑約 10 公分、質地不均勻的病灶（圖 1-14-1）。醫療團隊在超音波導引下，經皮穿肝引流並置放豬尾巴引流管（圖 1-14-2），引流出黃濁液體。液體細菌培養結果顯示為克雷伯氏肺炎桿菌（Klebsiella pneumoniae），確診為肝膿瘍。

圖 1-14-1

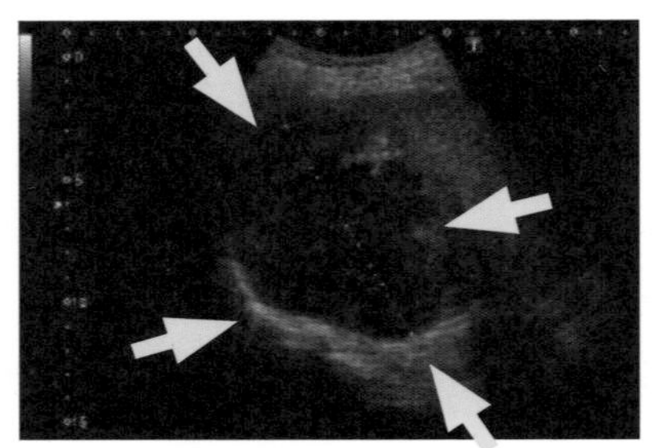

腹部超音波檢查發現肝臟有一顆直徑約 10 公分、且質地不太均勻的病灶

圖 1-14-2

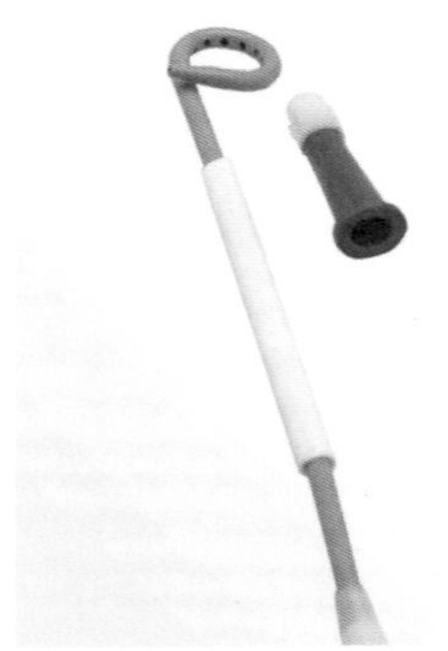

豬尾巴引流管（Pig-Tail）

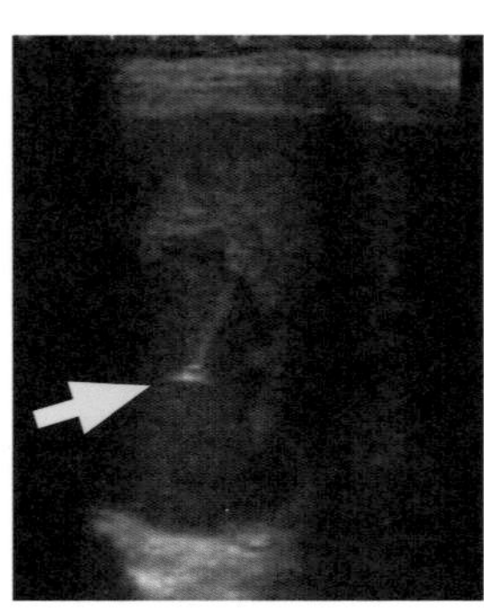

超音波導引引流管放置（箭號為引流管的成像）

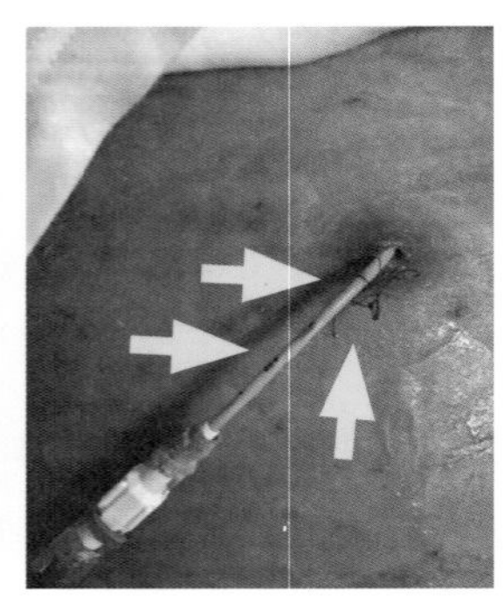

引流管放置完成後用縫線固定

蔡先生隨後接受靜脈抗生素治療，還有持續性肝膿瘍引流，幾天後也退燒和恢復意識；同時，經過衛教指引積極控制糖尿病。後續追蹤的超音波檢查顯示，膿瘍明顯縮小（圖 1-14-3）。經過約一個月的治療後，成功拔除引流管並出院。

圖 1-14-3

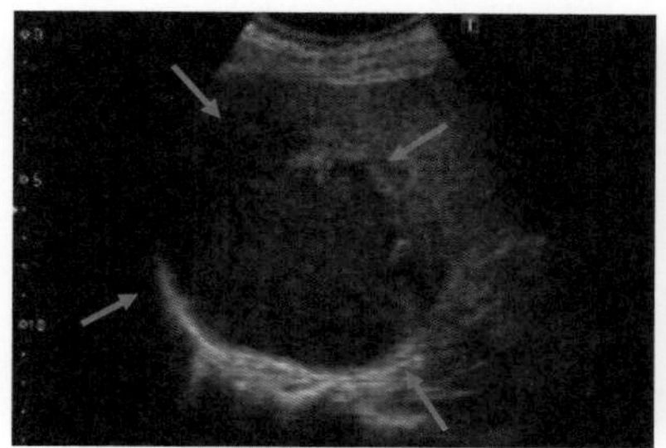

治療前腹部超音波下的病灶大小

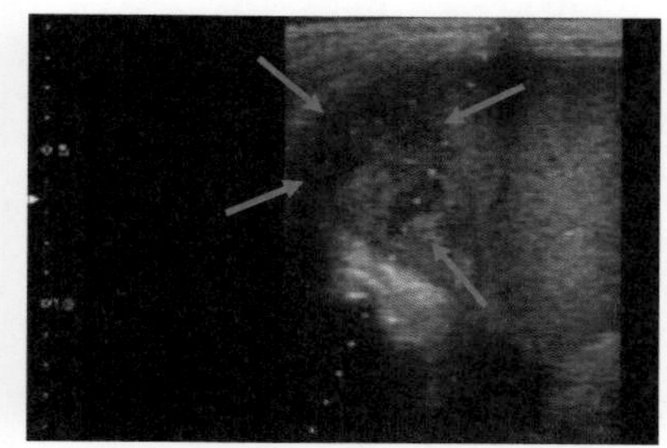

治療後可見病灶明顯縮小

肝膿瘍的概述

肝膿瘍是一種嚴重的肝臟感染，通常由細菌引起，造成肝臟組織的膿性壞死。這種疾病常見於患有肝硬化、肝腫瘤或免疫功能低下的人群；其症狀包括發燒、腹痛、食慾不振、乏力、黃疸等，初期症狀可能並不明顯，但患者隨著疾病發展會有越來越嚴重的不適感。

在臺灣，克雷伯氏肺炎桿菌（Klebsiella pneumoniae）肝膿瘍與糖尿病密切相關，主要糖尿病患者的免疫功能下降故容易感染。而克雷伯氏肺炎桿菌是種常見的致病菌，容易引發肝膿瘍和眼內炎（endophthalmitis）等嚴重併發症；而眼內炎的診斷則需注重眼部症狀，以及細菌培養結果。治療上多以抗生素治療，惟嚴重病例需要手術引流，透過早期診斷治療即可減少視力損傷和併發症風險。

肝膿瘍的治療

治療肝膿瘍需綜合考慮患者病情及感染源，除使用抗生素治療、積極引流膿液還有支持性療法。選擇適當的抗生素，對於控制感染至關重要，而膿液引流可促進病灶排膿、減輕症狀。

肝膿瘍置放引流管排除膿液後，會降低病灶處的感染風險，加速患者康復程度。值得注意的是，肝膿瘍置放引流管時，常見引流管位置不當或滑脫情形、以及在引流過程出現膿液滲漏或出血等併發症，因此需密切監測並追蹤病情。

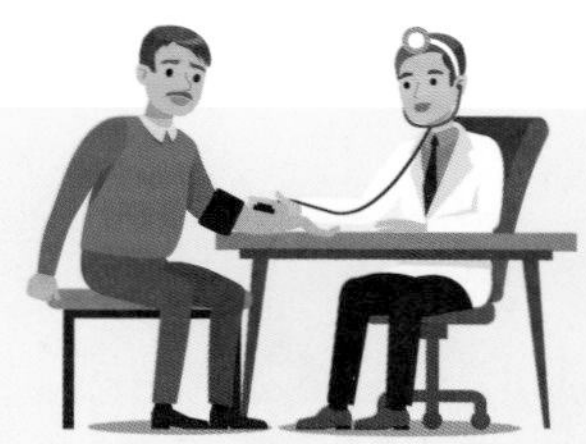

名醫診察室

肝膿瘍的診斷主要基於臨床表現、影像學檢查和實驗室檢查結果，及時發現並治療對疾病預後至關重要；而治療方案包括：抗生素療法、膿液引流及支持性治療。迅速採取適當的治療措施可有效控制感染、降低併發症風險並加速康復進程。患者應嚴格遵照醫囑，定期進行追蹤檢查，才能大大減少復發可能。整體而言，早期診斷與積極治療，是降低肝膿瘍的關鍵。

微創手術新紀元
以腹腔鏡膽囊切除術治療膽囊炎

• **黃清水醫師**
國泰綜合醫院外科資深主治醫師兼醫務顧問
臺北醫學大學外科系部定教授

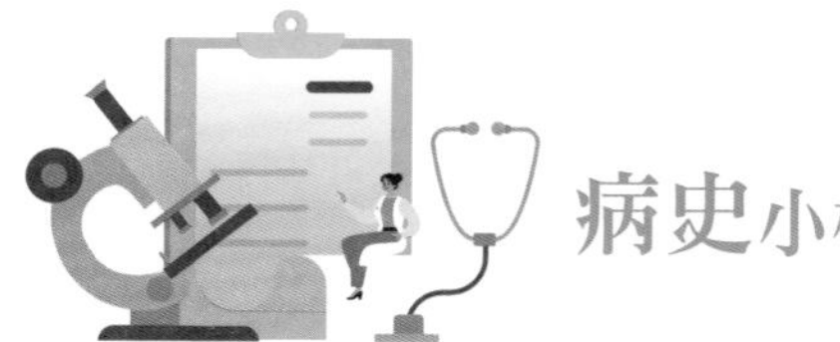

病史小檔案

47 歲男性電腦工程師，體重過重，患有三高。因工作繁忙，飲食不規律且常外食，健檢發現無症狀膽結石。某日大餐後的深夜，突發持續數小時的劇烈上腹痛，就醫確診為急性膽囊炎，保守治療一週後出院。

出院後反覆出現飯後腹部不適，清淡飲食稍有改善。兩天前症狀加劇，伴有腹脹、噁心、嘔吐和輕微發燒，再次就醫。檢查顯示白血球升高至 16500／uL，肝功能 GOT／GPT 輕微上升，黃疸指數正常。腹部超音波發現膽囊腫脹、壁肥厚水腫，有多顆膽石；其中 1 顆疑似卡在膽囊壺腹至膽囊管出口處，總膽管未見擴大或明顯結石，診斷為「膽結石合併急性膽囊炎」，施行腹腔鏡膽囊切除術。手術取出 7 顆膽石，證實 1 小顆卡在膽囊出口引起發炎。術後恢復良好，兩天後出院。病理報告確診為膽結石引起的急性化膿性膽囊炎。

膽囊與膽結石

膽囊是位於肝臟下方的囊狀器官，主要功能是儲存及濃縮膽汁。膽囊直徑從 2～20 公分不等。膽汁由肝臟製造，呈淡黃色，經膽囊濃縮後會變成深黃或墨綠色。當攝入高脂肪食物時，膽囊會收縮，將膽汁經由膽囊管、總膽管排入十二指腸，以乳化脂肪輔助消化。

膽結石是膽囊最常見的疾病，女性患者約為男性的兩倍。結石大小差異極大，從細砂到直徑 8 公分以上不等。形成原因與膽汁中膽固醇、卵磷脂及膽酸鹽的比例失衡有關，而個人體質及飲食習慣是根本因素。

膽囊炎常見症狀

膽囊炎症狀通常在進食油膩食物後數小時出現，表現為持續性上腹部或右上腹部疼痛，延伸至右背部、胸前或右肩。發作時間從 30 分鐘到數小時不等，頻率也有所不同。值得注意的是，膽囊炎症狀的出現與結石的大小、數量無關，而取決於結石是否影響膽囊的正常收縮功能。

若結石阻塞膽汁通道，引發急性膽囊炎，嚴重時甚至導致膽囊壁壞死、破裂，引起腹膜炎或敗血症。結石進入總膽管造成膽管炎、阻塞性黃疸或胰臟炎等併發症。慢性膽囊炎通常與膽結石相關，會導致膽囊壁肥厚和膽囊萎縮。

膽結石的診斷

腹部超音波是診斷膽結石、以及急性膽囊炎的首選工具，許多患者在常規體檢中會被意外發現膽結石。在超音波影像中，膽結石呈現高回音（較白），後方伴有無回音區域，形似彗星拖尾。

對於疑似合併總膽管結石或膽囊腫瘤的患者，可進一步採用磁振造影（MRI）、電腦斷層掃描（CT）、內視鏡超音波（EUS）或內視鏡逆行性膽胰管造影（ERCP）等方法進行鑑別診斷。

膽結石的治療

無症狀的膽結石患者不一定需要立即手術，但應定期追蹤。對於曾有症狀或急性膽囊炎病史的患者，在非發作期進行排程手術是最安全有效的治療。目前，絕大多數患者可透過微創腹腔鏡手術完成治療（圖 1-15-1）。這項技術自 1990 年引入臺灣，1991 年發表國內首篇「腹腔鏡膽囊切除術」治療成果的論文後，至今每年約有兩萬多名患者接受此類手術。

對於急性膽囊炎患者，72 小時內進行早期手術是最佳選擇（圖 1-15-2）。若急性炎症已持續一段時間或患者不適合手術，可先採取保守治療或膽囊引流術，待度過危險期後再行膽囊切除。此外，糖尿病患者一旦發生膽囊炎，容易併發敗血症，建議及早手術切除膽囊。

根據國泰醫院近 30 年來完成的 2 萬多例腹腔鏡膽囊切除手術分析，約 96%的病例是膽結石手術，其中 17%是在急性膽囊炎下

圖 1-15-1

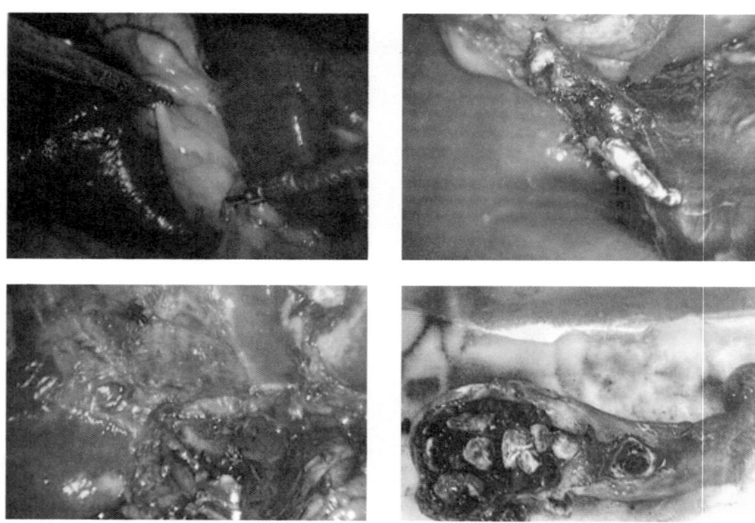

慢性膽囊炎的腹腔鏡手術

圖 1-15-2

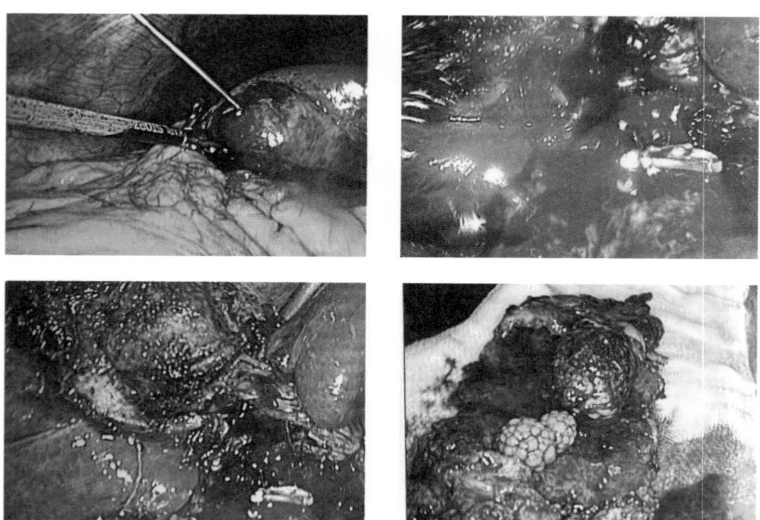

急性膽囊炎的腹腔鏡手術較為困難。先抽膿減壓，確認膽囊管位置，避免傷到總膽管。

進行，而因膽囊息肉切除膽囊的病例僅佔3％～4％。幸運的是，95％以上的患者可接受微創腹腔鏡膽囊切除術，該手術效果顯著、恢復速度快、併發症少且後遺症罕見；然而，約5％的患者術後可能出現較長期的便秘或腹瀉等排便習慣改變。對於術後出現腹瀉的患者，建議減少攝取過於油膩或刺激性的食物，有助於改善腹瀉症狀並良好控制膽固醇。

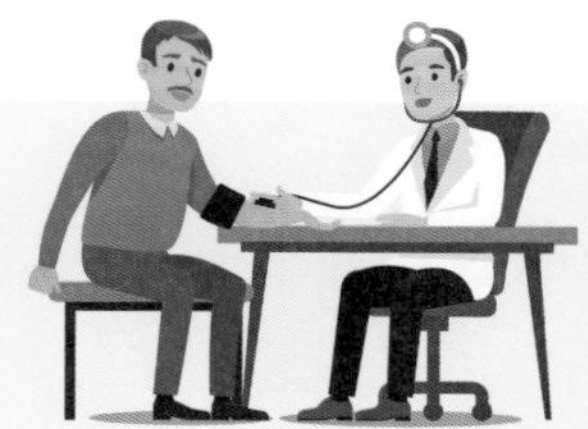

名醫診察室

膽結石的形成與個人體質、以及飲食習慣密切相關；長期攝取高熱量、高糖、高脂肪、高膽固醇的食物，會增加膽結石發生的風險。值得注意的是，一旦形成膽結石就不會自行消失，藥物治療也無法完全根治。大多膽結石患者無明顯症狀，建議定期進行腹部超音波檢查以追蹤病情。對於患病者建議採取清淡飲食、避免暴飲暴食、減少油膩食物等攝取，以減輕膽囊負擔，降低急性或慢性膽囊炎的發生風險。若出現反覆發作或急性膽囊炎，需進行膽囊切除手術。

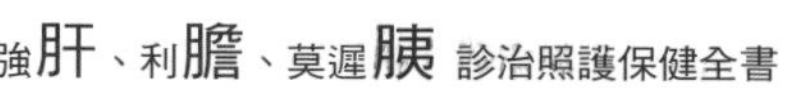

經內視鏡膽管取石術
治療總膽管結石合併急性膽管炎

• **牟聯瑞醫師**

前臺南市立醫院院長

秀傳醫療體系副總裁兼消化系總監

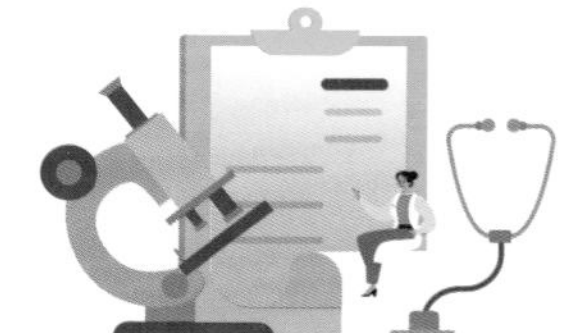

病史小檔案

87 歲的陳老先生因急性上腹疼痛合併發燒，檢查發現眼睛鞏膜變黃，右上腹明顯壓痛；腹部超音波檢查顯示膽囊異常脹大、壁變厚且內有多顆細小結石。由於病患出現黃疸，懷疑合併總膽管結石，遂安排電腦斷層攝影檢查，證實除膽結石外，總膽管內亦有 1 顆小結石。考量病患年齡及心臟病史，決定先行經皮膽囊引流以緩解急性膽囊炎，待狀況穩定後再進行內視鏡總膽管取石，以降低手術風險。病患接受超音波導引下膽囊引流，確認膽囊結石及總膽管結石的存在（圖 1-16-1）。病患入院後狀況穩定，隨即安排內視鏡膽管取石術。醫師將十二指腸鏡送入十二指腸，找到總膽管

圖 1-16-1

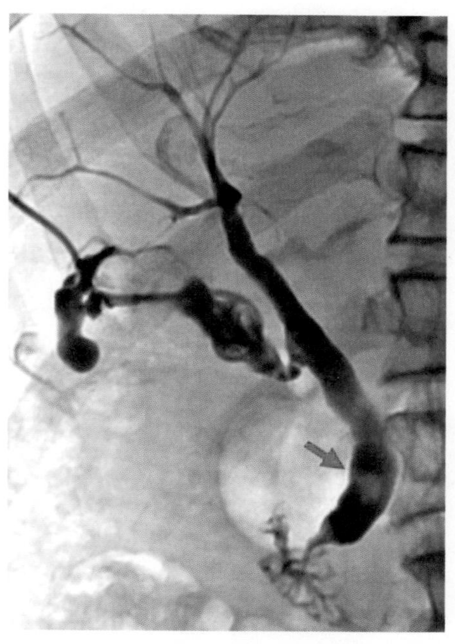

經引流管所作之膽管攝影可見總膽管內有一顆結石（箭頭所示）

開口處（十二指腸乳頭 ,papilla）（圖 1-16-2，A）。接著注射顯影劑，進行內視鏡逆行性膽胰攝影術（ERCP），再沿導線將氣球導管伸入總膽管，充氣擴張乳頭開口（圖 1-16-2，B），伸入取石網成功取出總膽管結石（圖 1-16-3）。病患於 3 天後接受腹腔鏡膽囊切除手術，並於入院 7 天後順利出院。

圖 1-16-2

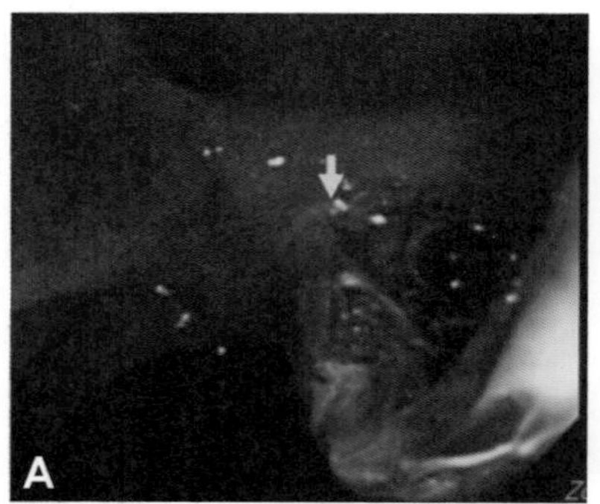

箭頭所示為膽管乳頭開口，伸入氣球擴張導管將開口撐大以利結石取出

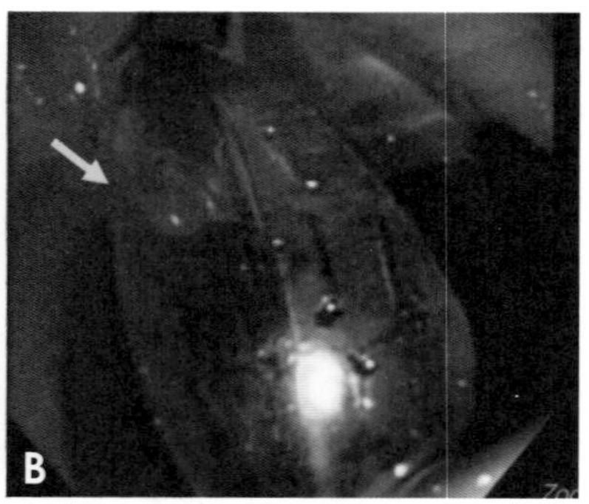

擴張導管伸入總膽管後，把氣球（箭頭所示）充氣以擴大乳頭開

圖 1-16-3

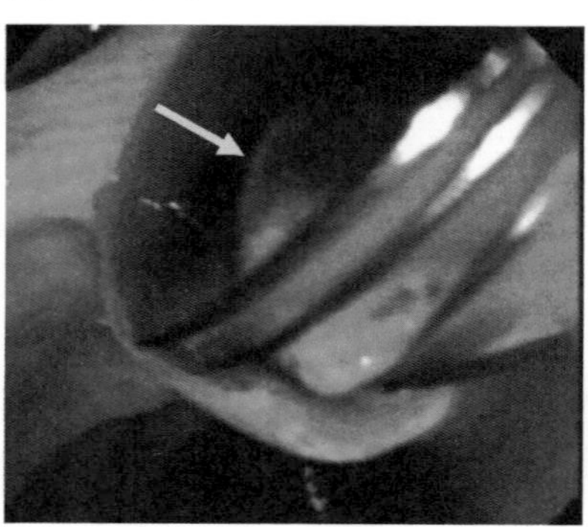

經由擴張的十二指腸開口，順利地以取石網取出總膽管結石（箭頭所示）

ERCP 兼具診斷與治療

內視鏡逆行性膽胰道攝影術（ERCP）是一種先進的內視鏡技術，不僅用於診斷，還能治療膽管、膽囊、胰臟以及膽管與十二指腸連接處的各種疾病。隨著內視鏡器械的進步，ERCP 已成為治療膽管結石、膽管炎或腫瘤引起的膽管狹窄等疾病的有效方法。在 ERCP 過程中，醫師將一根柔軟的十二指腸鏡經口腔、食道和胃插入十二指腸。隨後，將對比劑注入膽管和胰管，並使用 X 射線攝影機進行影像記錄，以清晰顯示膽胰管系統的病灶位置。

除診斷功能，ERCP 還能進行治療性操作。醫師利用各種器械進行內視鏡手術，如：移除膽管結石、擴張狹窄的膽管、放置支架等緩解或解決膽管系統相關問題。惟 ERCP 相關檢查及治療存在一定風險，必須由經驗豐富的專業醫師操作。

微創治療膽管結石

內視鏡乳頭氣球擴張術（EPBD, Endoscopic Papillary Balloon Dilation）是一種治療膽管結石的創新內視鏡技術，用於 ERCP 確診總膽管結石後，將小型氣球導管置於膽管開口處，透過充氣擴張氣囊，擴大膽管開口口徑，再以取石網進入膽道取出結石。相較傳統外科手術切開總膽管取石，EPBD 更為安全有效。

EPBD 主要適用較小的總膽管結石患者，若是較大的結石則需配合機械碎石或雷射碎石等工具，將結石擊碎後取出。對於適合有效且低風險的 EPBD 治療患者而言，迅速緩解症狀就能提升生活品質。內視鏡取石術雖然相對安全，仍存在胰臟炎、感染、出血以及胃腸道穿孔等風險。透過各種預防措施使併發症降低，尤以經驗豐富的醫師操作更將風險降至最低，確保患者安全。

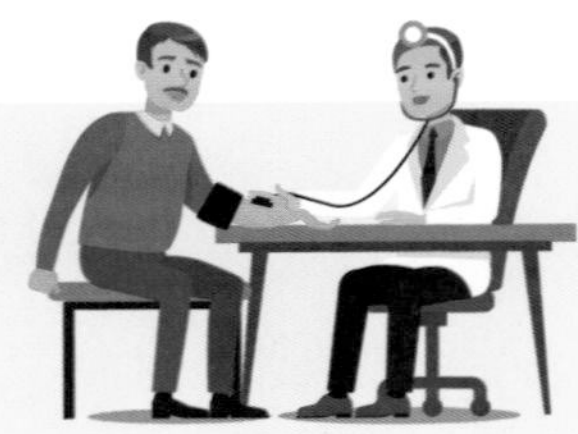

名醫診察室

對於總膽管結石合併急性膽囊炎的病患，內科的引流以及內視鏡取石手術，在有經驗的醫師操作下，是較安全且有效的方法。特別針對年紀大，或有高手術風險的病患，在急性期先做膽管膽囊的引流，待穩定後做內視鏡總膽管取石術，最後由外科做腹腔鏡的膽囊切除手術。如此合併內、外科治療，提供病患更安全的治癒過程。

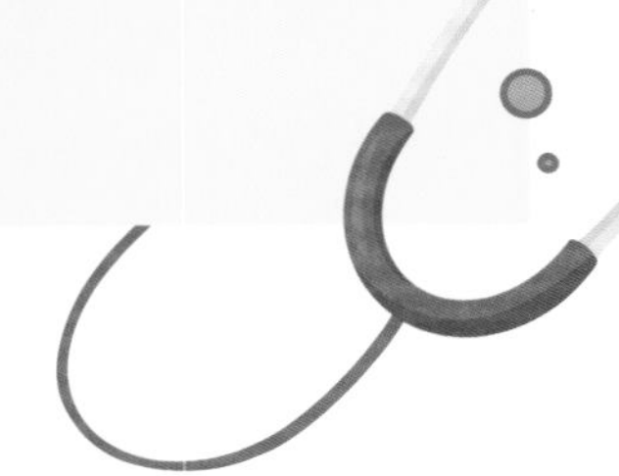

膽胰管內視鏡
診斷膽管癌的新利器

• **黃文信醫師**
中國附醫內科部消化系副主任
中國附醫內視鏡暨超音波診斷治療中心主任

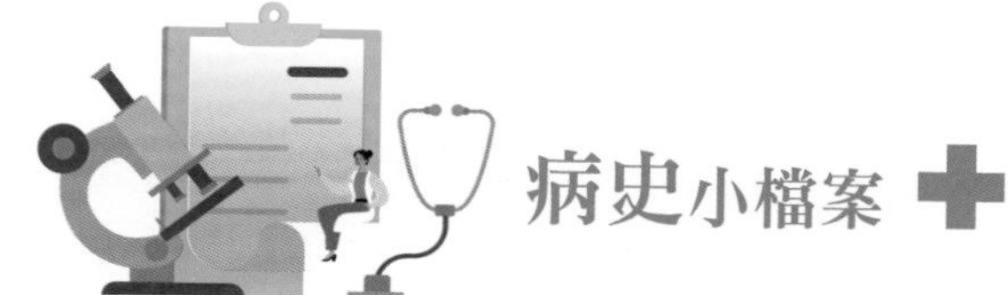

67 歲的吳女士因為上腹脹痛，接受腹部超音波檢查，發現肝臟左葉的肝內膽管異常擴大。電腦斷層攝影檢查果發現吳女士疑似罹患肝門部腫瘤，它阻塞膽管後，造成肝內膽管擴大。內視鏡醫師幫吳女士安排膽胰

管內視鏡檢查，發現在肝臟肝門部的左肝管入口處有一個腫瘤（圖 1-17-1，箭頭所示），造成肝內膽管擴張。使用膽胰管內視鏡仔細觀察這個腫瘤，外觀呈現乳頭狀（圖 1-17-2，箭頭所示）。再經由膽胰管內視鏡從腫瘤進行切片檢查，病理報告確定診斷為膽管腺癌。吳女士確定診斷後，接受外科手術治療，切除左葉肝臟，確認在左肝管內有一個小型的膽管癌（圖 1-17-3）。吳女士術後恢復良好，十天後順利出院。

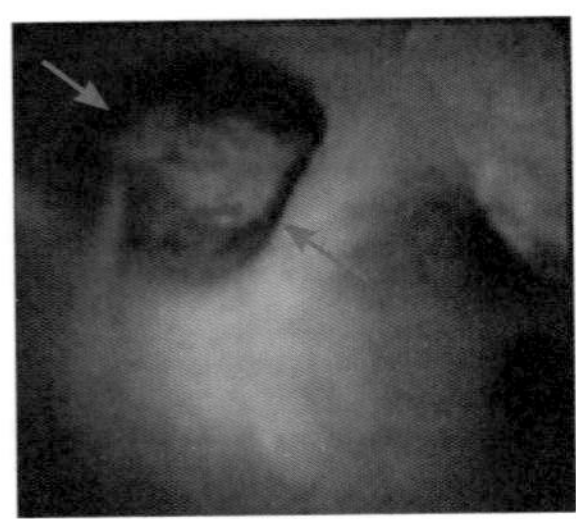

圖 1-17-1

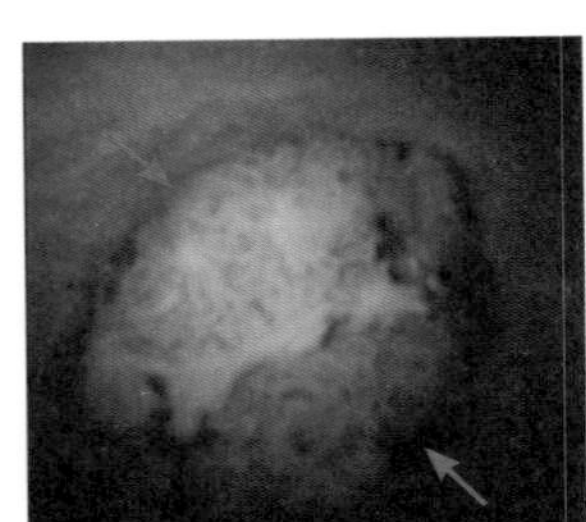

圖 1-17-2

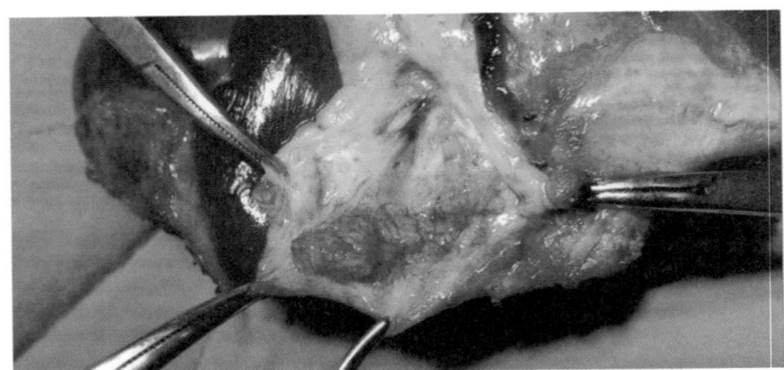

圖 1-17-3

什麼是膽胰管內視鏡

膽胰管內視鏡（Cholangiopancreatoscope; SpyGlass）是一條直徑只有 3.5 毫米（mm）而且是一次性使用的導管內視鏡（圖 1-17-4）。內視鏡醫師幫病患執行膽胰管內視鏡檢查，就是使用這條極細的導管，經由十二指腸鏡的管腔，進到膽胰管內進行直接的觀察、診斷與切片檢查。膽胰管內視鏡除了具備診斷膽胰管腫瘤的能力，同時也有治療膽胰管疾病（例如膽胰管結石）的功能。

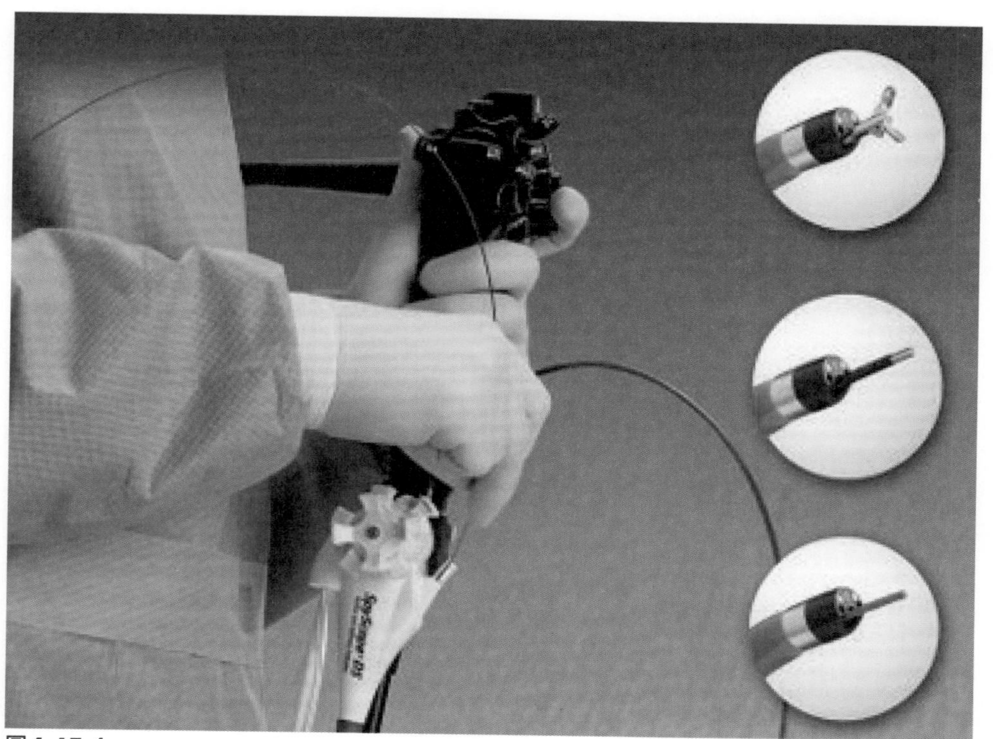

圖 1-17-4

膽胰管內視鏡有那些優點

傳統膽胰疾病的診斷與治療，最常使用的檢查工具是內視鏡逆行性膽胰管攝影術（ERCP）。ERCP 是把顯影劑注射到膽胰管內，在放射線的透視下，間接觀察膽胰管內的病灶。膽胰管內視鏡則是把一條導管式內視鏡置放到膽胰管內，直接觀察膽胰管內的病灶。所以，透過膽胰管內視鏡，內視鏡醫師可以直接觀察病灶，並據以判斷膽胰管的腫瘤是屬於良性或惡性。此外，內視鏡醫師也可以在使用膽胰管內視鏡檢查的同時，直接針對病灶執行切片檢查，以獲得確定的病理診斷。因此，膽胰管內視鏡的使用，能大大地提升了膽胰管腫瘤診斷的準確性及時效性。

新型的經口單人操作的「 史拜葛雷斯可視膽胰管內視鏡 」（SpyGlass DS II, Boston Scientific），僅需要一位內視鏡醫師，經過適當的訓練就可以執行。不像傳統的膽胰管子母鏡檢查，需要兩位內視鏡醫師一起操作。所以，新型膽胰管內視鏡的應用，讓內視鏡醫師在臨床工作上更加方便，也更有效率。

膽胰管內視鏡除了能即時正確地診斷膽胰管腫瘤，也能使用在膽胰疾病的治療。例如當病人罹患比較大或比較硬的膽胰管結石，無法以傳統的內視鏡逆行性膽胰管攝影術取出時，病患往往需要接受手術治療，才能順利取出結石。因此，對於年紀比較大或不適合開刀的病人，使用膽胰管內視鏡合併雷射或震波碎石治療，可以讓患者在不用開刀及無任何傷口的情況下，順利碎石，並成功取石。

膽胰管內視鏡有什麼併發症

作完膽胰管內視鏡後，可能有發生膽管炎、胰臟炎或出血等的併發症的風險。所幸大部分的併發症都很輕微，經過適當的治療都可以恢復。

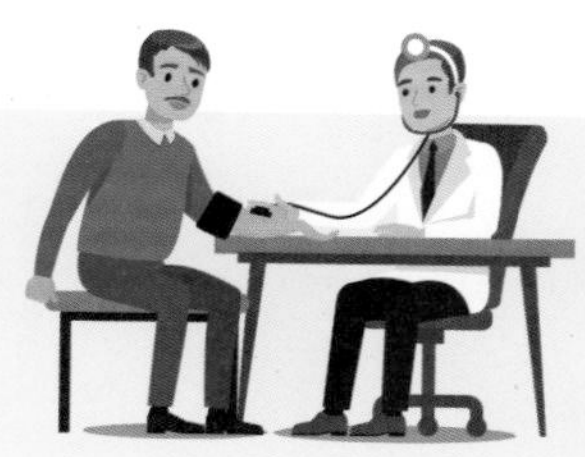

名醫診察室

膽胰管內視鏡是診斷膽管癌的利器。透過這項新器械及新技術，膽胰管病灶能被早期診斷，病患也能早期接受治療，避免腫瘤惡化及擴散。另外，困難取出的膽胰管結石，無法以傳統內視鏡逆行性膽胰管攝影術治療者，除了開刀手術治療，膽胰管內視鏡也提供病患另一個非手術治療的選擇。

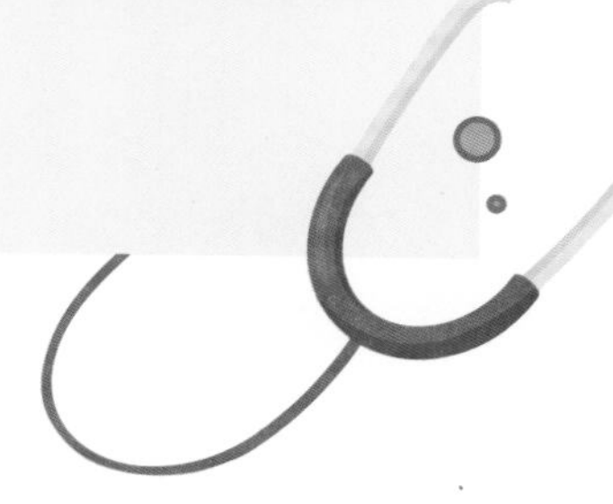

改善黃疸症狀
以內視鏡膽管引流擺脫膽管癌

- **蔡明璋醫師**

  中山醫學大學附設醫院肝膽腸胃科主任

  中山醫學大學醫學系副教授

- **林俊哲醫師**

  中山醫學大學附設醫院前內科部主任

  中山醫學大學醫學系教授兼副校長

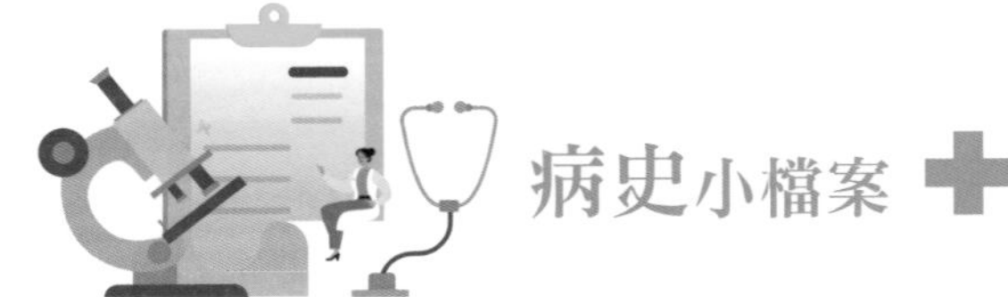

病史小檔案

72 歲的李先生近兩個月出現右上腹隱隱作痛，症狀逐漸加劇；伴隨著食慾下降、黃疸、茶色尿及體重減輕。他前往醫院就診，檢查結果顯示兩側肝內膽管擴張，疑似罹患肝門部膽管癌。醫療團隊為李先生進行了內視鏡逆行性膽胰管造影術（Endoscopic Retrograde Cholangiopancreatography, ERCP）及膽管引流術（Endoscopic Retrograde Biliary Drainage, ERBD）。通過將支架置入兩側肝內膽管來引流膽汁，成功改善黃疸症狀。隨後，李先生開始接受進一步的治療。

膽管系統概述

膽管是人體中負責運送膽汁的重要管道。它的主要功能是將肝臟產生的膽汁輸送到十二指腸，以協助脂肪的消化過程。膽管系統的構造十分精密，從微觀到宏觀逐步擴大。最初始於肝細胞凹槽形成的微膽管，這些微小管道逐漸匯合成小膽管，然後聚集形成左、右肝內膽管。這兩條主要管道最終在肝門處匯流並穿出肝臟，形成總肝管。總肝管在與膽囊交會後，演變為總膽管，最終注入十二指腸，完成其使命。

膽管癌概述

膽管癌是一種好發於 60～70 歲的惡性腫瘤，男性患病率略高於女性。這種癌症的特點是早期症狀不明顯，當患者出現腹痛、食慾不振、體重下降或黃疸等症狀時，疾病已進展到晚期且導致預後不佳。雖然大多膽管癌患者無明顯的危險因素，惟某些慢性膽道炎疾病罹患風險較高。這些高風險疾病包括：先天性膽道結構異常、肝內膽管結石、肝臟寄生蟲感染、原發性硬化膽管炎、肝硬化，以及慢性 B 型和 C 型肝炎感染等。

膽管癌的分類

根據腫瘤的發生部位將膽管癌分為 3 種類型：肝內膽管癌、肝門部膽管癌和肝外膽管癌（圖 1-18-1）。其中，肝門部膽管癌最為常見，約佔全部病例的 60%～70%。這種類型的腫瘤生長於左右兩側肝內膽管的交接處，即便疾病早期透過常規影像學檢查仍難以發現腫瘤存在。不幸的是，當患者開始出現腹部不適或因膽管阻塞而引發黃疸時，腫瘤已經侵犯到兩側肝內膽管，手術完全切除就變得極為困難。

肝門部膽管癌的診斷

膽管造影能清晰顯示變化，肝門部膽管癌在影像學上呈現的

圖1-18-1

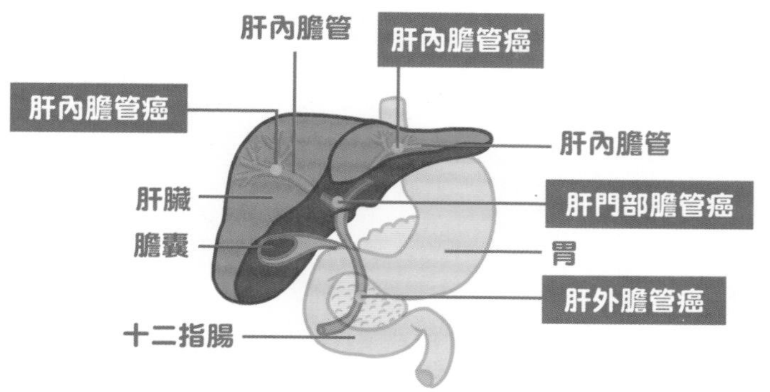

肝臟及膽管系統的解剖學相關構造。
膽管癌依據生長位置區分為肝內膽管癌、肝門部膽管癌及肝外膽管癌。

圖 1-18-2

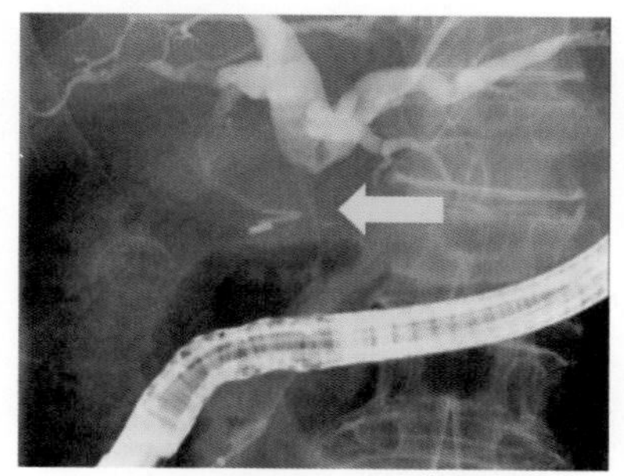

膽管造影顯示左右側肝內膽管擴張，膽管狹窄位於肝門部至總肝管（箭頭所示）

特徵性為：左右肝內膽管擴張，伴隨肝門部位膽管狹窄（圖 1-18-2）。為緩解患者的黃疸症狀，醫師會在左右兩側肝內膽管內置入引流管（圖 1-18-3），而支架是塑膠或金屬材質的（圖 1-18-4）。在首次引流和診斷不明確時，會先選擇置放塑膠支架，並在內視鏡逆行胰膽管造影（ERCP）的過程中進行膽道組織採樣。一旦確診惡性腫瘤，若需更換支架就會考慮使用金屬支架。塑膠支架和金屬支架各有優缺點（表 1-18-1），將根據患者具體情況做出選擇。

圖 1-18-3

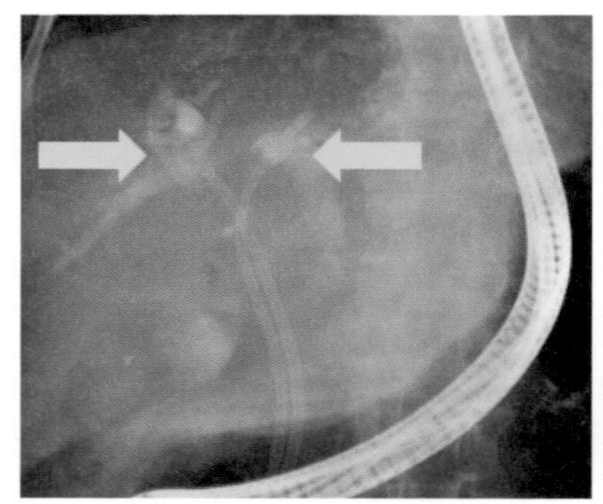

塑膠支架（箭頭所示）置放於左右兩側肝內膽管

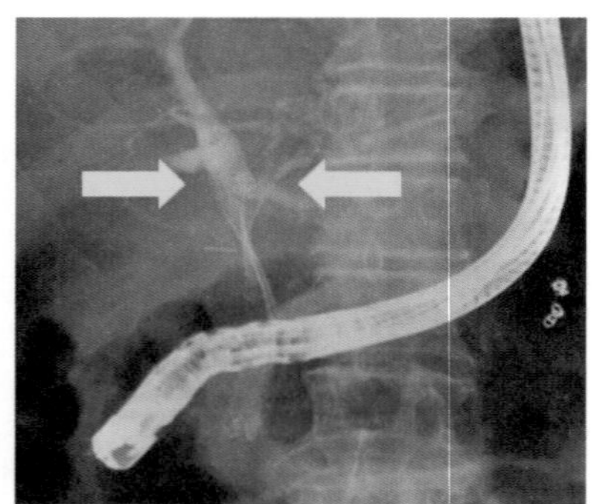

金屬支架（箭頭所示）置放於左右兩側肝內膽管

圖1-18-4

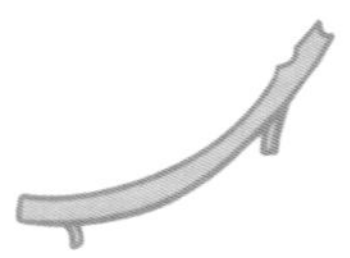

塑膠支架

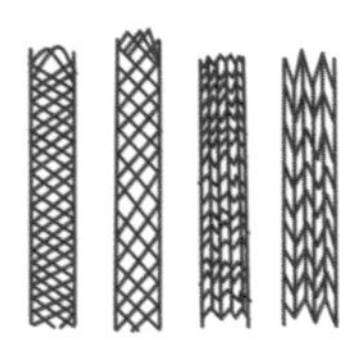

不同廠牌之金屬支架

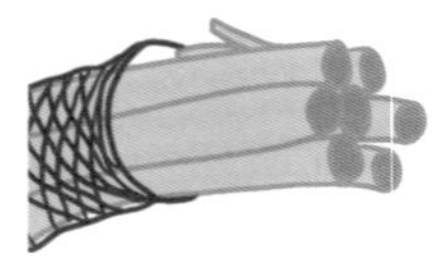

呈現金屬支架之孔徑明顯較塑膠支架為大

表1-18-1塑膠支架與金屬支架之比較

	塑膠支架	金屬支架
材質	塑膠（聚乙烯或聚胺酯）	金屬（鎳鈦合金）
管徑	較小（2.33~3.3mm）	大（6~10mm）
引流效果	佳	較佳
健保	有	有（健保於113年6月1日起有條件給付）
平均暢通時間	約3個月	6~9個月
可否更換移除	可移除並更換	不可移除及更換
再阻塞時處置	較容易更換新的塑膠支架	較困難，於金屬支架內再置入新的塑膠或金屬支架
費用	低	高

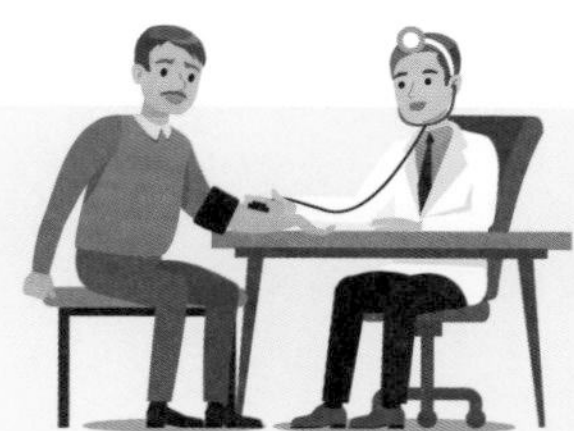

名醫診察室

肝門部膽管癌早期難以發現，當肝門部位的膽管阻塞時，透過內視鏡膽管支架置放來緩解阻塞性黃疸。這項技術已相當成熟，能有效減少不必要的體外膽管引流，降低病患不適感及傷口照護。不同支架材質各有優勢，適當的引流方式及支架材質需專業醫師的判斷並與患者充分溝通，正確的選擇即可改善生活品質和臨床症狀。

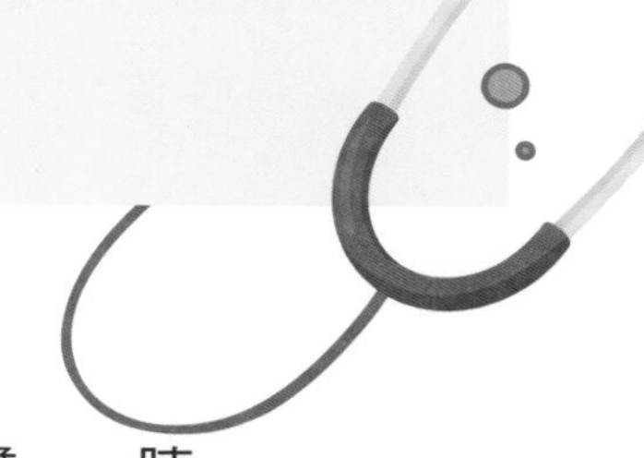

除惡務盡原則
治療肝門膽管癌的根治性手術

• **楊博智 醫師**

輔仁大學附設醫院肝膽胰外科主治醫師

輔仁大學醫學系兼任講師

臺大醫院一般外科兼任主治醫師

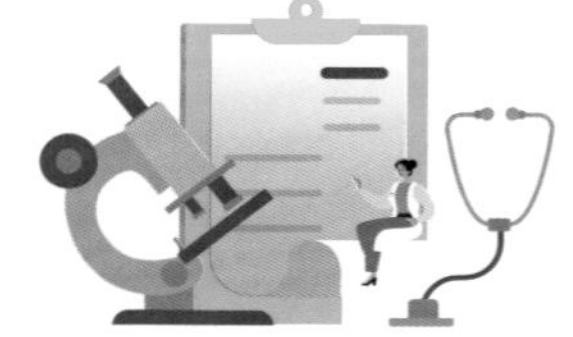

病史小檔案

68 歲陳先生因間歇性上腹痛和尿液變深多日，就醫檢查發現黃疸和膽道指數上升，腹部超音波顯示肝內膽管擴張。電腦斷層掃描及磁振造影術發現左右膽管交會處有腫瘤阻塞膽管（圖 1-19-1），切片確診為膽管癌。

經內視鏡置放膽道內支架降低黃疸指數，合併使用 3D 重組影像評估可切除肝臟體積和腫瘤延伸範圍，確認安全又完整切除腫瘤。隨後，進行左半肝合併肝尾狀葉切除手術以及區域性淋巴結廓清，術後病理報告顯示癌細胞完全切除、淋巴結無轉移。患者於手術後兩週出院，三年多來未見復發。

圖 1-19-1

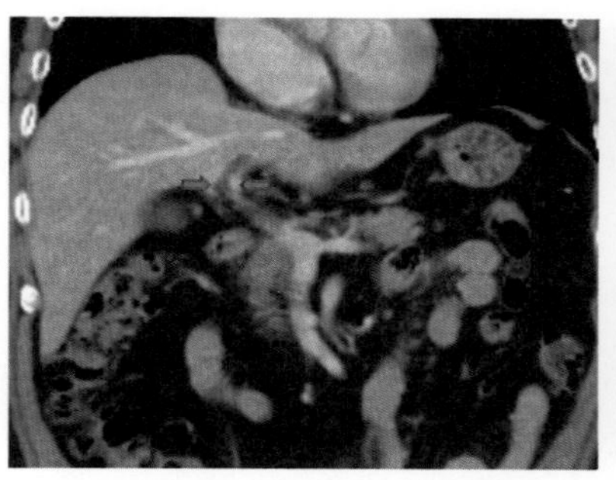

電腦斷層掃描，發現位於肝門處膽管有顯影腫瘤（紅色箭號）。

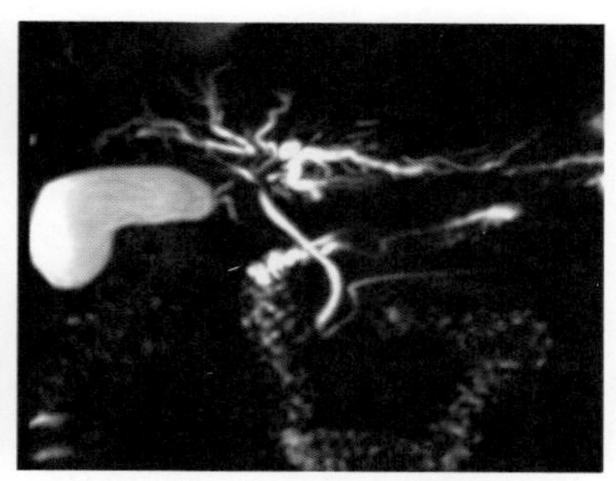

磁振造影術，顯示左右膽管擴張，於左右膽管交匯處，有腫瘤存在（紅色箭號）。

肝門膽管癌的診斷

膽管是肝臟製造的膽汁排放至腸道內的輸送管，「膽管癌」即是輸送管內長出的癌症，發生在膽管存在的任何位置。最常見的位置是左右膽管匯流處—「肝門」，此處產生的膽管癌稱為「肝門膽管癌」(圖 1-19-2)。肝門就像是膽管小河流匯集的出海口，一旦出口阻塞導致上游排水不通、膽汁泥沙淤積，就會引發黃疸和相關膽道感染。若不及時處理，後果甚至要命。

圖1-19-2

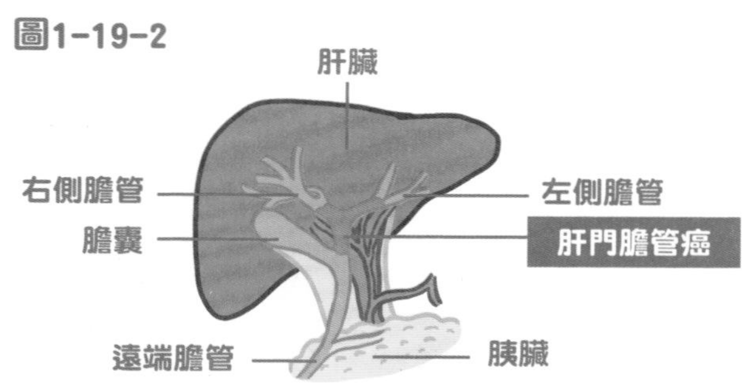

位於左右膽管交匯處的肝門膽管癌。綠色構造：膽管系統

目前醫療研究顯示，手術完全切除所有癌細胞仍是長期存活的唯一希望。然而，當肝門膽管癌被發現時，大多已造成膽管嚴重阻塞，並侵犯周圍重要血管，使得完整手術切除的難度極高。儘管如此，詳細分析癌症侵犯範圍，審慎評估病患肝功能狀態，以及積極降低黃疸，最後以根治性切除手術為成功的機會。

前期以降低黃疸

肝門膽管癌發現時，上游膽管通常已嚴重阻塞。首要步驟是打通阻塞位置、降低黃疸並控制膽道感染，為後續的肝功能評估和手術切除創造條件。降低黃疸的主要方法是使用腸胃內視鏡，在膽管內放置支架以確保支架超過阻塞位置，使膽汁能夠流通至腸道內，從而解除膽汁阻塞。若單一支架無法完全解除黃疸，需要置放多支並反覆進行支架更換，直到降低到可手術程度。若仍無法有效大幅降低黃疸，醫療團隊會考慮進行經皮膚的體外膽道引流管置放。降低黃疸的過程是進行手術的關鍵，需要耗時近一個月、甚至更長。此階段極度考驗醫療團隊的經驗和毅力，為安全地進行根治性手術，亦是不可或缺的步驟。

術前評估精確定位

手術的目的是將癌細胞徹底清除，達成目標需準確了解癌細胞的分佈範圍。術前檢查包括：電腦斷層、磁振造影、膽道攝影、膽道內視鏡切片等，綜合判斷癌細胞在膽管內的「縱向」蔓延程度，以及向周圍血管「橫向」侵犯的程度。檢查有助於評估是否完全切除受癌症侵犯的區域，同時不影響患者生命安全；徹底清除癌細胞也確保患者存活，這是手術成功的關鍵所在。

肝門膽管癌的手術不僅切除受侵犯膽管，還需切除相對應的肝臟部分。因為膽管和肝臟的關係如同樹枝之於樹葉，切除部分樹枝則附著樹葉也必須一併摘除。由於肝門膽管癌是位於最根部的肝門膽管，手術需伴隨半側肝臟甚至更大範圍的肝臟切除。因此，術前評估肝功能是否能承受大範圍切除，直接關係到手術的安全性。

目前，常見評估肝功能是測試血液中的靛青綠（Indocyanine green）殘留率或清除率。此項測試利用肝臟排除該藥物的能力，結合預計的肝臟切除體積，判斷是否可進行手術切除。

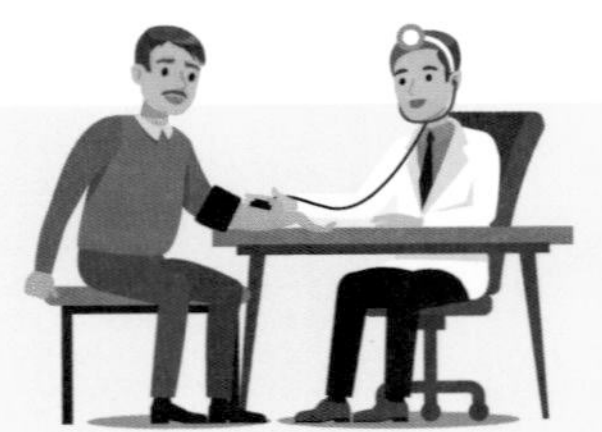

名醫診察室

肝門膽管癌的手術，不同於其他癌症，手術前的準備非常耗時，還必須伴隨大範圍肝臟切除以及血管重建，手術時間超過 10 小時以上的案例亦屢見不鮮。要戰勝這個難纏的疾病，有賴於病患和專業多科團隊的信任配合，根除膽管癌就擁有長期存活的機會。

預後效果良好
內視鏡壺腹腫瘤切除術治療良性壺腹腺瘤

• **李青泰醫師**
義大醫療財團法人義大醫院
內視鏡暨超音波室主任

• **王文倫醫師**
義大醫療財團法人義大醫院
義大醫院胃腸肝胆科主任

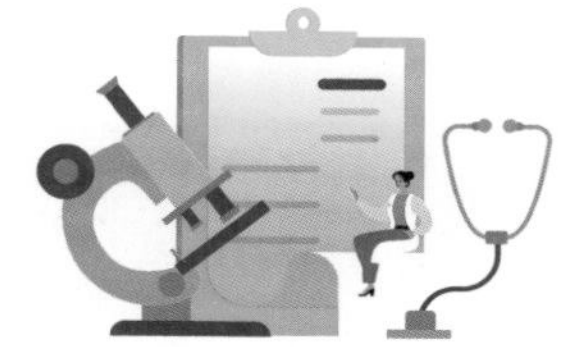
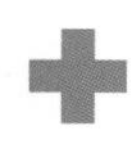

病史小檔案

70 歲的謝先生因上腹部不適和胃食道逆流症狀就醫，經胃鏡檢查發現壺腹部異常腫大，兩次切片確診為壺腹腺瘤併分化異常。內視鏡超音波和核磁共振檢查顯示腺瘤尚未侵犯總膽管，考慮癌變風險先進行內視鏡壺腹腫瘤切除術。手術中發現腺瘤約 1.2 公分（ 圖 1-20-1），醫師使用內視鏡線圈將其切除（ 圖 1-20-2 ）。為預防術後併發症，使用內視鏡止血夾闔合傷口並置放胰臟支架（ 圖 1-20-3 ）。謝先生術後恢復迅速，兩天後即出院；一個月後追蹤檢查傷口已完全癒合，胰臟支架也自行脫落。

圖 1-20-1

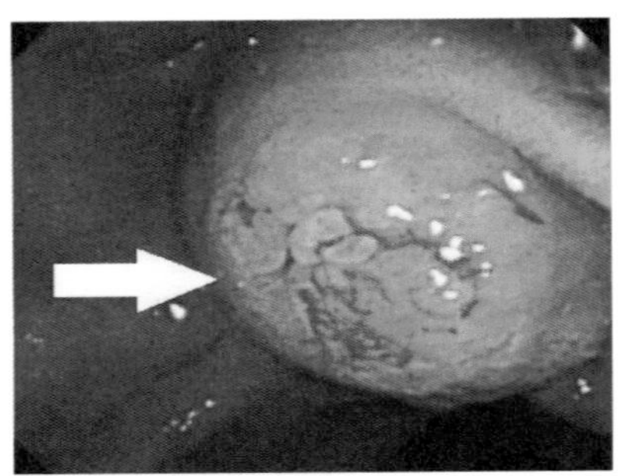

術中發現腺瘤約 1.2 公分（ 如箭頭所示），

圖 1-20-2

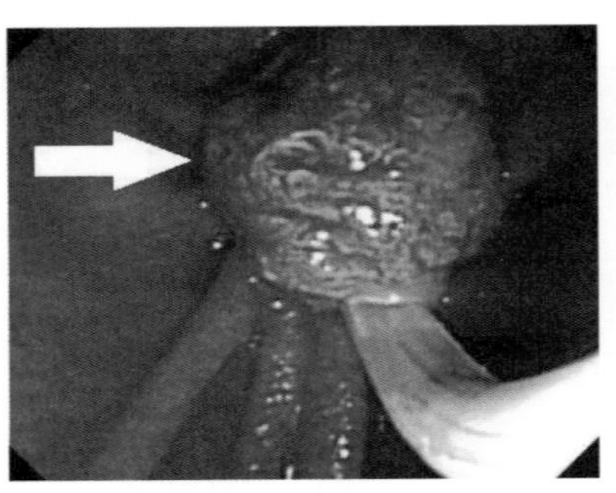

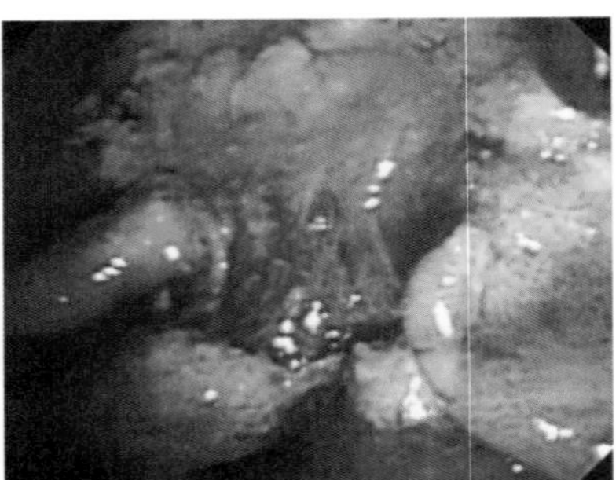

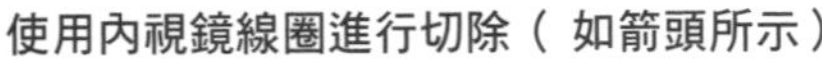

使用內視鏡線圈進行切除（ 如箭頭所示）

圖 1-20-3

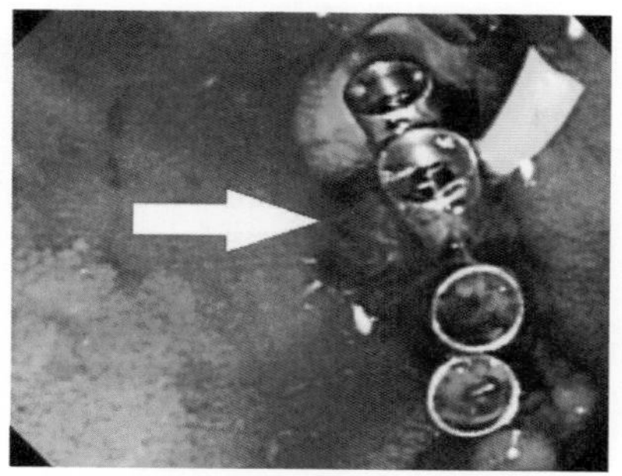

內視鏡止血夾將傷口關合並置放胰臟支架（如箭頭所示）

壺腹的結構與功能

人體的總膽管末端與胰管末端，於十二指腸會合形成壺腹，呈現膨大如乳頭狀的構造。膽汁與胰液在此處匯流注入十二指腸，進行消化功能。壺腹在十二指腸內側腸壁的開口被稱為壺腹乳頭，或稱華特氏乳頭（圖 1-20-4）。由於壺腹位於膽管及胰管的交會處，周圍相關組織極為複雜；因此當壺腹部位發現腫瘤，往往難以確定其是否為原發腫瘤，或來自十二指腸、胰臟頭或膽管末端。

壺腹周圍 2 公分以內的癌症統稱為「壺腹周圍癌」，包括：壺腹本身、華特氏乳頭、胰臟頭或鉤突部、總膽管末端以及十二指腸第二部份所長出的惡性腫瘤。而壺腹腺瘤會根據嚴重程度分為管狀腺瘤、管狀絨毛腺瘤及絨毛腺瘤；雖壺腹腺瘤是良性腫瘤且僅限

圖1-20-4

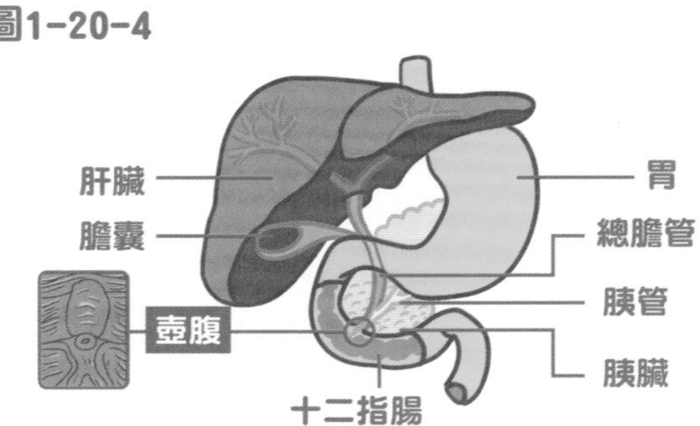

壺腹在十二指腸內側腸壁的開口被稱為壺腹乳頭，或稱華特氏乳頭

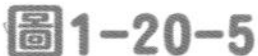

圖1-20-5

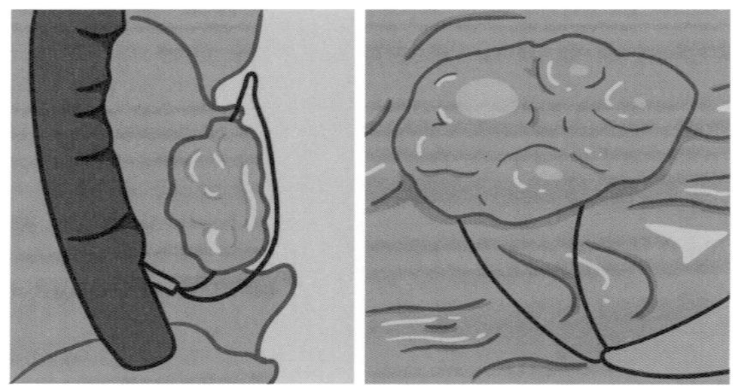

在內視鏡直視下，利用線圈將所有壺腹腺瘤組織套住

圖1-20-6

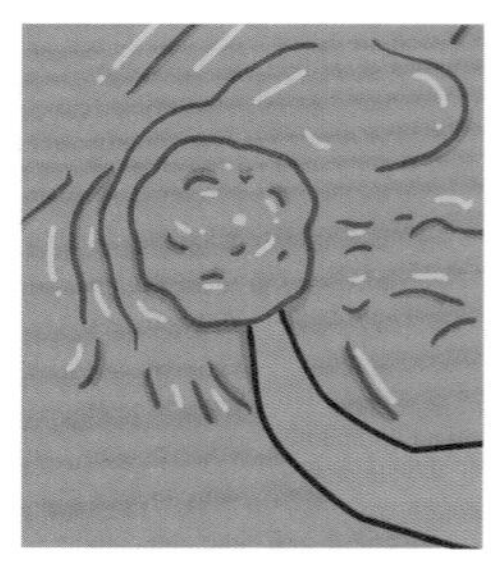

線圈將所有壺腹腺瘤組織套住後，通電後將腫瘤組織切下

圖1-20-7

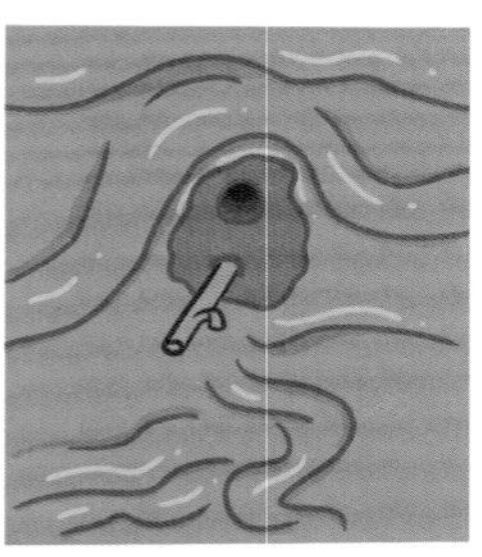

切除後，檢視傷口是否出血或穿孔等併發症，醫師通常也
置放支架到胰臟管內，以減少術後胰臟炎發生。

壺腹部位，但卻是壺腹癌的癌前病變，可能進展為癌症。因此，一旦發現壺腹腺瘤，建議盡早切除避免癌變。

良性的壺腹腺瘤不會造成任何症狀，尤位於十二指腸腸壁的側面，導致初期病變難以透過內視鏡檢查出，往往癌變的黃疸、腹痛及貧血等症狀出現才知曉。若有家族性腺性息肉症的患者，屬壺腹腺瘤的高風險族群，建議每年例行大腸癌篩檢並加強壺腹部位的檢查。

內視鏡壺腹腫瘤切除術

內視鏡壺腹腫瘤切除術（圖 1-20-5）是一種創新治療。以往切除壺腹腺瘤需採取傳統開刀，造成腹部一條長長的傷口。對於腺瘤階段的患者而言，將面臨手術風險，然而只要確定腺瘤仍未發生癌變且未侵犯到總膽管，就可選擇內視鏡壺腹腫瘤切除術。此術式在內視鏡下進行，利用線圈套住壺腹腺瘤，並將其摘除（圖 1-20-6），患者身上不會留下任何傷口；此手術的相關併發症較輕微，經過適當治療可以很快恢復。值得注意的是，「出血」是內視鏡壺腹腫瘤切除術常發生的併發症，必要時須以止血夾將傷口闔合預防術後延遲出血；為預防術後胰臟發炎，也會嘗試短期置放胰臟支架，以保持胰管暢通，支架經過一段時間後會自行脫落（圖 1-20-7）。

高齡患者適合此術式

倘若壺腹腫瘤已演變成癌症，由於淋巴轉移風險增加，仍需進行傳統手術治療。此外，患者年齡較大且相關檢查顯示表面病灶，考量高齡病患以內視鏡和開刀切除的存活率相當，可採內視鏡壺腹腫瘤切除術來進行。

對於高齡病患而言，內視鏡壺腹腫瘤切除術相對風險較小，且能增加存活率。總而言之，相較於傳統手術治療，內視鏡壺腹腫瘤切除術是風險較小，且能有效治療壺腹腺瘤和高齡患者早期壺腹癌的方法。

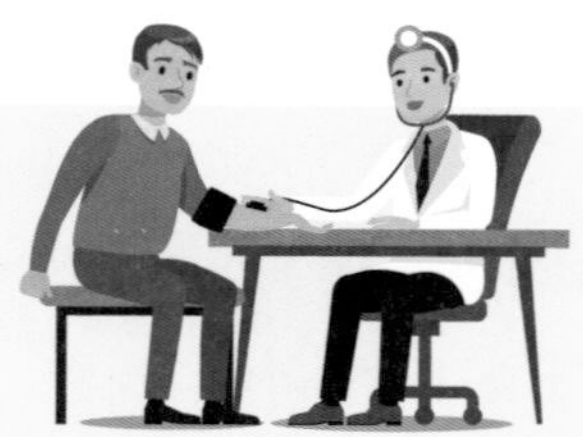

名醫診察室

壺腹腺瘤通常難以通過內視鏡檢查，且症狀不明顯。一旦檢測確診，應及時進行內視鏡壺腹腫瘤切除術有效摘除，同時完整保留周圍的十二指腸、膽管及胰管等組織。相較於手術治療，內視鏡壺腹腫瘤切除術併發症風險較低，預後更為良好。

使用保守療法
治療急性胰臟炎合併多重器官衰竭

- **郭震亞醫師**

  天主教輔仁大學醫學系臨床講師

  輔大醫院胃腸肝膽科主治醫師

- **張吉仰醫師**

  天主教輔仁大學醫學系教授

  輔大醫院副院長暨消化醫學中心主任

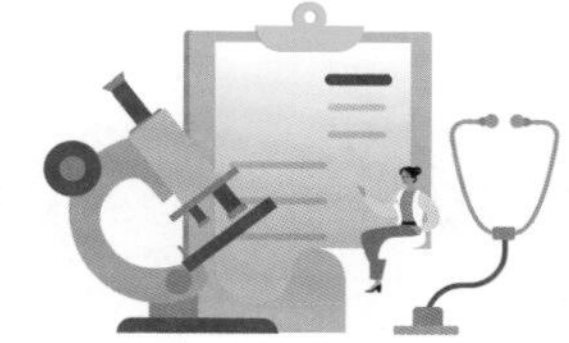

病史小檔案

33 歲男性因長期酗酒和高血脂，引發急性上腹疼痛及腹脹，緊急就醫。血清檢驗顯示胰臟澱粉酶、脂肪酶和血脂等異常升高，電腦斷層顯示胰臟腫脹和周圍積液（圖 1-21-1，A），確診為急性胰臟炎。當即大量點滴和止痛藥治療，病情仍於次日惡化，出現腹痛加劇、高燒、心跳加速、呼吸困難及尿量減少等症狀。血液檢驗反映代謝異常和腎功能衰竭，因急性胰臟炎併發多重器官衰竭轉入加護病房。因病況持續惡化，採取積極措施：實施氣管插管以呼吸器輔助呼吸，同時連續性血液透析（洗腎），透過靜脈點滴調控體液和電解質平衡。在積極支持療法下，患者病況逐漸改善；一週後停止洗腎，兩週後成功移除呼吸管並轉回普通病房，一個月後順利出院。患者出院後持續進行戒酒和血脂控制，避免胰臟炎復發；九個月回診的追蹤檢查，顯示胰臟已完全消腫，積液亦已消除（圖 1-21-1，B）。

圖 1-21-1

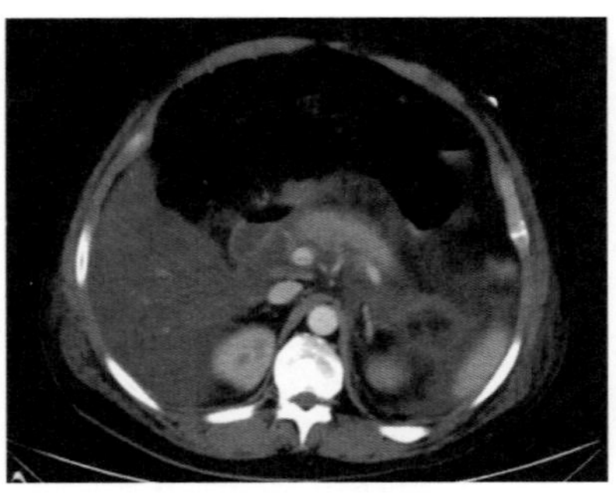

A）急性胰臟炎合併周邊積液

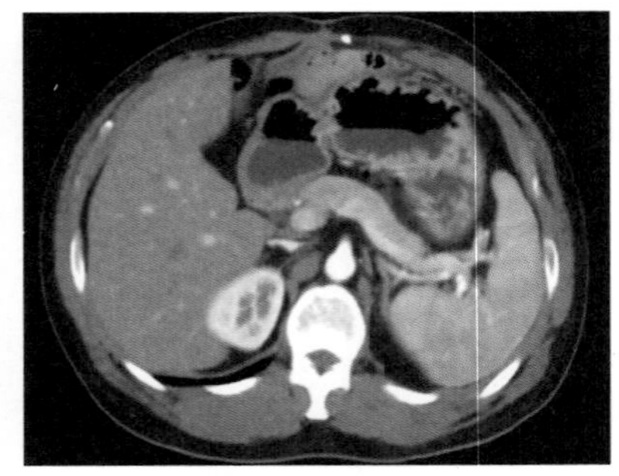

B）九個月後胰臟消腫、積液消除

急性胰臟炎成因與診斷

急性胰臟炎是由特定誘發因素引起的胰臟急性發炎疾病，它會導致胰臟迅速腫脹，產生上腹部劇烈疼痛。臨床診斷主要依據 3 個標準：上腹痛症狀、血清中胰臟酶（澱粉酶和脂肪酶）濃度升高，以及影像學檢查顯示的胰臟發炎徵兆。

而急性胰臟炎的發生可歸因於 3 個主要因素：約 40%～70% 的案例都有「膽結石」，是最常見的誘發因素，當膽結石從膽囊掉落並阻塞膽管，就會胰臟發炎；約 30%的案例都有「過度飲酒」，長期過量飲酒損害胰臟組織，增加急性胰臟炎的風險；約 10%的案例都有「高三酸甘油脂血症（hypertriglyceridemia）」，血液中過高的三酸甘油脂水平刺激胰臟，導致發炎反應。上述危險因素都對胰臟健康造成嚴重威脅，進而引發急性發炎反應（圖 1-21-2）。

圖1-21-2 急性胰臟炎及其主要成因

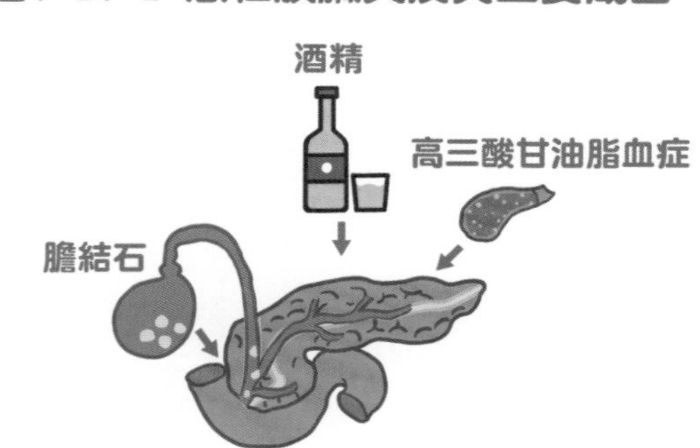

急性胰臟炎的症狀

急性胰臟炎典型症狀包括：劇烈上腹痛並延伸至背部，進食後腹痛加劇但彎腰可稍緩解，以及噁心、嘔吐和腹脹。在嚴重情況下，患者會出現發燒、心跳加快、呼吸困難以及多重器官衰竭，如休克、急性肺損傷、心衰竭、腎衰竭或瀰漫性血管內凝血症。此外，急性胰臟炎還會引發腹膜腔組織腫脹和積液，導致腹內壓力上升，阻礙下半身靜脈血液回流，加劇多重器官衰竭。

即使度過急性發炎期，患者仍面臨慢性併發症，如：胰臟偽囊腫或胰臟局部潰爛（圖 1-21-3）。若未能解除誘發因素，反覆發作的急性胰臟炎使胰臟萎縮和鈣化，造成內外分泌功能喪失，併發糖尿病、脂肪瀉或營養不良。長期以往，慢性胰臟炎罹患胰臟癌的風險也會顯著增加（圖 1-21-4）。

圖1-21-3 急性胰臟炎併發症

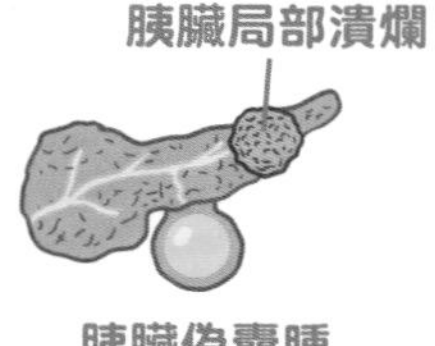

圖1-21-4 慢性胰臟炎及慢性併發症

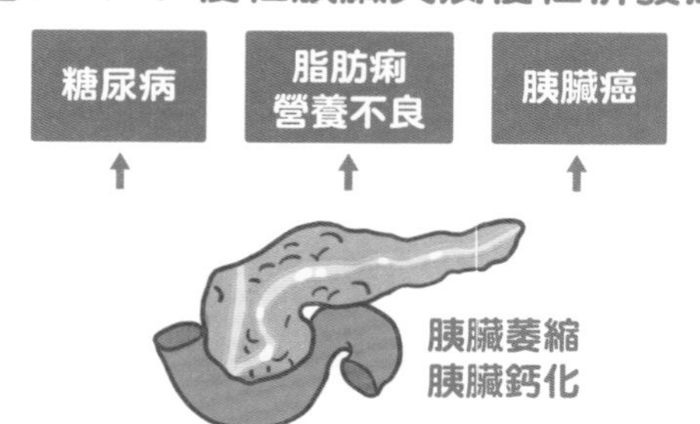

急性胰臟炎治療與預防

急性胰臟炎目前尚無特效藥，其主要治療是支持性療法。治療重點有大量靜脈輸液以維持體液平衡、改善周邊器官血液循環、使用止痛藥物緩解腹痛，以及等待胰臟自行消炎。針對特定情況，視需要採取其他輔助措施：對於膽結石持續阻塞膽管，造成持續腹痛或急性膽管炎者，進行內視鏡逆行性膽管取石術；對於嚴重胰臟炎導致重症者，進行開腹減壓手術或胰臟清創手術；對於慢性且有症狀的胰臟偽囊腫或局部潰爛者，使用內視鏡超音波或其他影像學導引進行引流或清創。

預防急性胰臟炎復發，其關鍵在於控制或消除誘發因素。對於膽結石引起的胰臟炎，進行膽囊切除手術；對於酗酒導致的胰臟炎，戒酒是關鍵預防；對於高三酸甘油脂症引起的急性胰臟炎，應減肥、戒酒等改變生活方式，或以降血脂藥物預防。透過積極管理風險因素，將顯著降低急性胰臟炎復發率，永保健康。

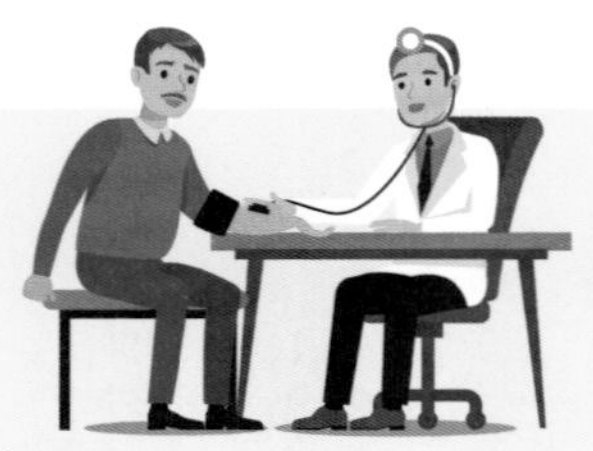

名醫診察室

急性胰臟炎是潛在的致命疾病，不僅威脅生命，更考驗現代醫學的應急能力。面對體內悄然爆發的炎症風暴，不僅要迅速控制，還要深入探索根本原因揭示疾病真相，並為患者量身定制最有效的預防策略。若不能有效預防復發，會面臨生命威脅。透過長期預防計劃和生活方式調整，不光是醫療挑戰，更是患者重拾健康人生的關鍵。唯有通過精準診斷、及時治療和持續預防，才能真正戰勝這隱形殺手，幫助患者維持健康，重拾美好生活。

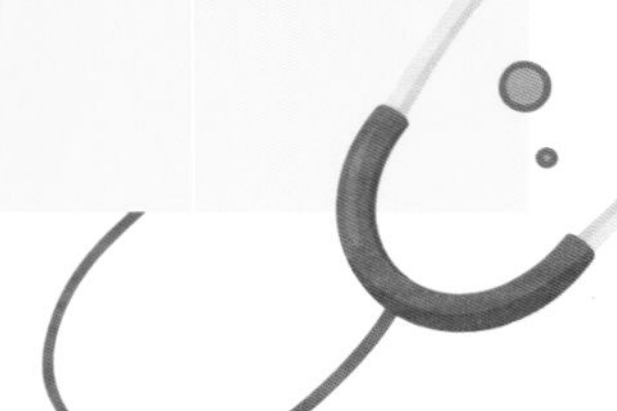

阿克西奧斯支架
引流急性胰臟炎併發胰臟偽囊腫

• **楊其穎**

中國附醫內科部消化系主治醫師

• **黃文信**

中國附醫內科部消化系副主任

中國附醫內視鏡暨超音波診斷治療中心主任

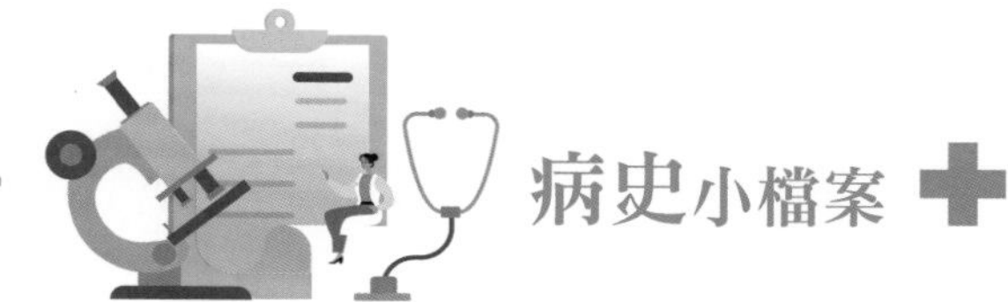

病史小檔案

51 歲的林女士經常應酬飲酒，半年前罹患急性胰臟炎。經過治療後有所改善，但仍持續感受上腹部悶脹不適、食慾下降、體重也逐漸減輕。到院進行電腦斷層檢查，顯示胰臟炎併發偽囊腫（圖 1-22-1）對胃部造成壓迫，導致腹部不適。醫療團隊透過內視鏡超音波技術，將阿克西奧斯支架（Hot Axios）（圖 1-22-2）從胃部植入至胰臟偽囊腫，建立引流通道，讓積液能夠順利排出至胃部。支架植入後的隔天，悶脹感消失、食慾隨之恢復，手術後第三天順利出院。一個月後的腹部電腦斷層追蹤檢查，偽囊腫完全消失（圖 1-22-3）。隨後，醫師安排胃鏡檢查將支架移除，但胰臟囊腫並未復發，顯示治療成功。

圖 1-22-1

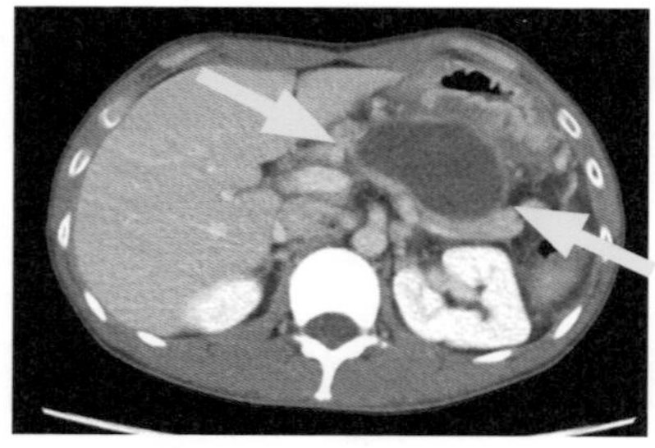

電腦斷層發現胰臟炎併發偽囊腫（箭頭所示），壓迫胃部。

圖 1-22-2

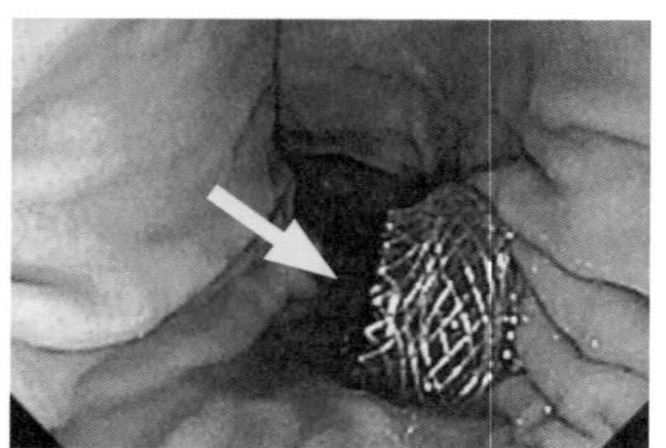

利用內視鏡超音波將阿克西奧斯支架（Hot Axios）（箭頭所示）從胃部植入胰臟偽囊腫。

圖 1-22-3

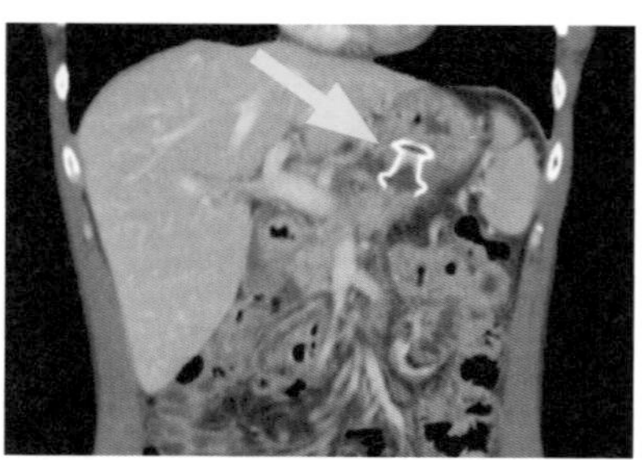

電腦斷層發現一個啞鈴型全覆膜的金屬支架（箭頭所示）放置在胃部與胰臟之間，此時胰臟之偽囊腫已消失。

急性胰臟炎的成因

急性胰臟炎是一種常見的消化系統疾病，其發生原因多樣。常見誘因包括：膽道結石、酒精濫用、高三酸甘油脂血症、膽胰管結構異常、高血鈣、某些藥物或腫瘤等。面對病症，患者會出現上腹痛、嘔吐、發燒和食慾不振等症狀。

診斷急性胰臟炎需確認病史、血液檢查和影像學檢查等。其中，血液檢查的澱粉酶和胰臟酵素酶等的數值上升是重要關鍵；還有腹部電腦斷層或核磁共振等影像學檢查，提供更詳細的胰臟狀況。

胰臟偽囊腫的表現

胰臟偽囊腫是急性胰臟炎的併發症，是由於胰臟組織破壞和炎症反應導致液體在周圍組織中積聚而成。與真正囊腫（cyst）不同，胰臟偽囊腫沒有自己的膜層。這種囊腫形成在胰臟周圍或鄰近區域，會壓迫周圍組織或器官，引起腹部悶脹感、壓痛，甚至感染或出血。

而胰臟偽囊腫的治療方法，包括：觀察囊腫變化、症狀治療、囊腫引流或手術。具體的治療方案取決於囊腫大小、症狀嚴重度以及整體健康狀況。

創新支架的治療

阿克西奧斯支架（Hot Axios）是革命性的醫療器械，它是一種啞鈴型全覆膜的金屬支架（圖 1-22-4）。這種支架主功能是將兩個不同腔室對接相連，在胰臟偽囊腫時，醫生利用內視鏡超音波導引治療，將支架置入囊腫和胃或十二指腸之間，積液引流至腸胃道排出。

阿克西奧斯支架的優勢，與傳統的內視鏡引流治療相比：阿克西奧斯支架具操作簡便、效果更佳、風險較低等優勢；傳統方法需要多個步驟，而阿克西奧斯支架將步驟整合到單一器械。金屬支架的直徑較大，引流效果優於塑膠支架，簡化操作過程也降低治療失敗的風險。

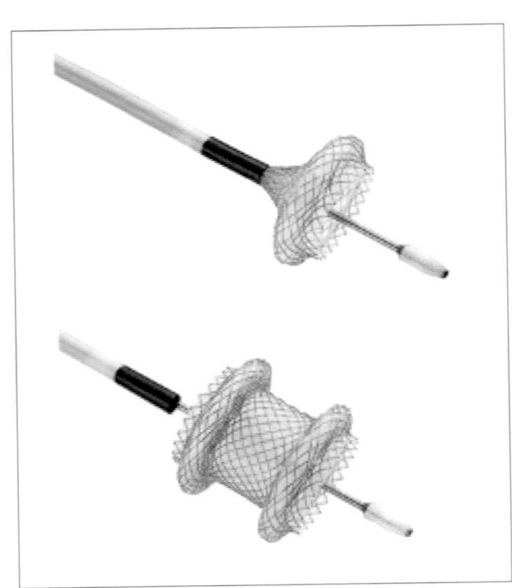

圖 1-22-4

阿克西奧斯支架（Hot Axios）是一種啞鈴型全覆膜的金屬支架，主要能將兩個不同的腔室對接相連。

胰臟偽囊腫的救星

除治療胰臟積液和膿瘍，阿克西奧斯支架還可用於急性膽囊炎和胃出口阻塞。對急性膽囊炎患者可將支架置入膽囊，引導膽汁流入腸道；對惡性腫瘤引起的胃出口阻塞，使用阿克西奧斯支架執行內視鏡胃小腸吻合術。創新治療方法不僅成功率高，且治療效果顯著。

使用阿克西奧斯支架，需專業培訓和認證。此治療方法相對安全，仍存在支架滑脫、感染、出血或支架阻塞等潛在併發症，但發生率較低且都能得到控制。換句話說，阿克西奧斯支架代表胰臟疾病治療的進步，提供安全有效的治療選擇。

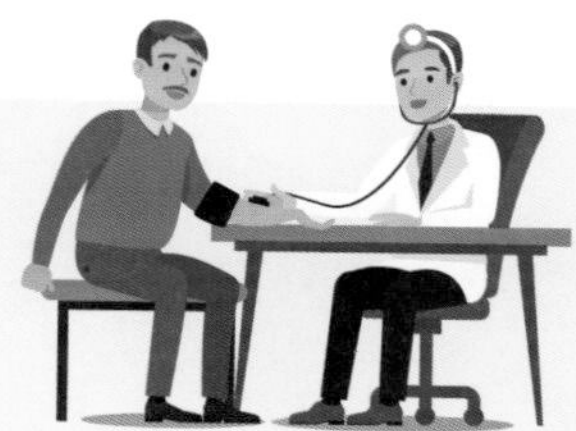

名醫診察室

AXIOS 支架在治療胰臟炎併發胰臟偽囊腫，展現出驚人效果，是醫學界一大突破。創新療法不僅能快速引流積液，緩解痛苦，還能大幅降低手術風險及併發症。患者與經驗豐富的臨床醫師深入討論後，找到最契合自身的治療方案。當個性化的治療策略，結合尖端阿克西奧斯支架技術，提供戰勝疾病的強大武器，代表胰臟疾病治療邁入全新的時代。

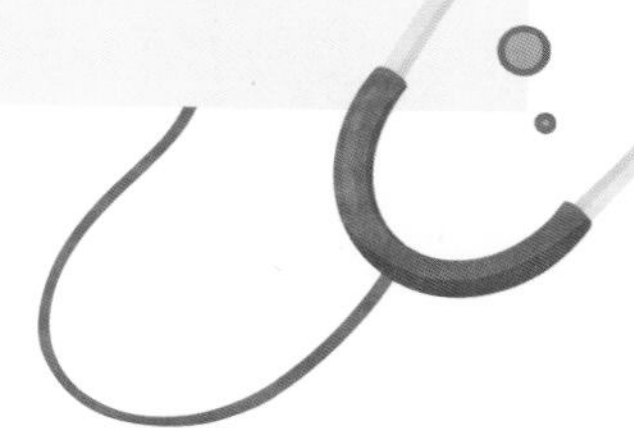

使用胰臟酵素
治療慢性胰臟炎的脂肪便及腹瀉

• **陳昱宗醫師**
天主教輔仁大學醫學系臨床講師
輔大醫院胃腸肝膽科主治醫師
• **李輔仁醫師**
天主教輔仁大學醫學系臨床助理教授
輔大醫院胃腸肝膽科主任

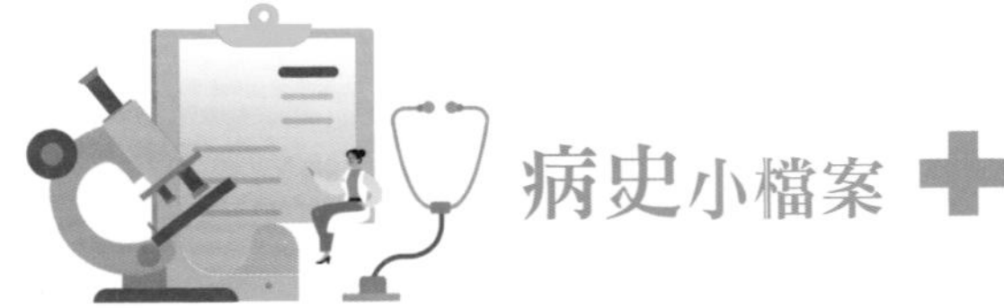

62 歲男性患者持續 20 年維持抽菸飲酒，因患糖尿病而服用降血糖藥物。每日酒精攝取量超過 100 毫升。近一年體重減輕超過 10 公斤來就診，主訴胃口差，有間歇性脂肪便及腹瀉。腹部超音波顯示酒精性肝病和脾

腫大，而電腦斷層掃描（CT）發現胰臟萎縮且佈滿鈣化（圖 1-23-1），符合慢性胰臟炎表現。醫師先給予口服四週 Protase®（Pancrelipase），但效果不彰；並改以更高劑量的 Creon®（Pancreatin），一週後脂肪便改善，也提升食慾。持續使用 Creon 8 週後，患者體重逐漸增加，生活品質獲得改善。

圖 1-23-1

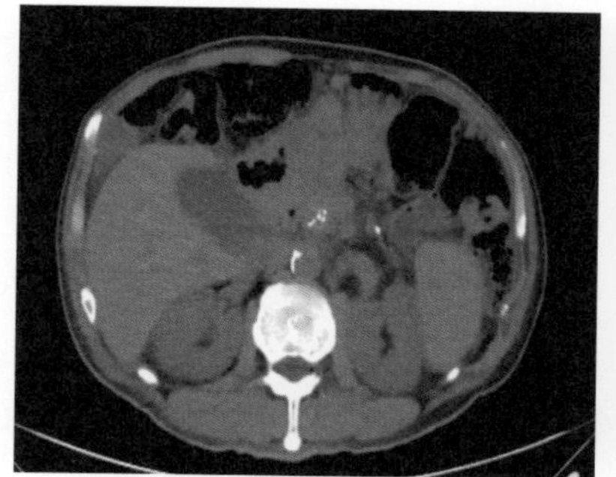
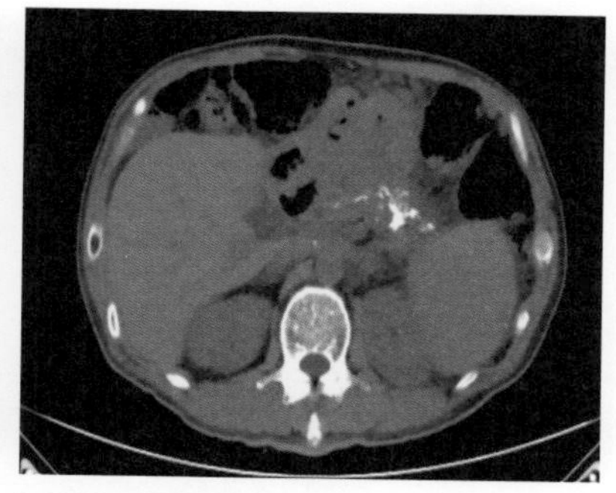

慢性胰臟炎之電腦斷層掃描（CT）影像，胰臟萎縮且佈滿鈣化

慢性胰臟炎的定義

慢性胰臟炎常見於反覆發作急性胰臟炎的患者，是漸進性的發炎疾病。這兩者可視為同一疾病光譜上的連續體，而非完全分開的狀態。慢性胰臟炎最常見原因為長期酗酒，其他原因包括胰管阻塞

（如腫瘤，結石或外傷）、基因問題（如囊性纖維化、遺傳性胰臟炎）、化學治療及自體免疫疾病（如紅斑性狼瘡或自體免疫性胰臟炎）等。

患病特徵則有：胰腺功能紊亂（如消化功能或胰島素分泌）以及影像學或內視鏡檢查看到胰臟結構變化。然而，許多臨床特徵需時間才能明顯表現，早期並無明顯症狀。儘管慢性胰臟炎末期易於診斷，但臨床的挑戰在於早期準確診斷，才能有效預防疾病進展。

慢性胰臟炎臨床表現

慢性胰臟炎的臨床表現包括持續腹痛、反覆發作的急性胰臟炎史、胰外分泌功能不全所引起的症狀（如腹瀉、脂肪便、體重下降）或胰源性糖尿病。因早期慢性胰臟炎不容易診斷，對於長期酗酒，或反覆發作胰臟炎的高風險族群，若出現腹痛又腹瀉，脂肪便，營養不良合併體重減輕時，應考慮有慢性胰臟炎之可能。

慢性胰臟炎的診斷

除了檢查澱粉酶（amylase）與脂肪酶（lipase）的高低，也要檢查肝功能有無黃疸現象。此外，也要檢查腫瘤指數如：癌胚胎抗原（CEA）與醣類抗原 19-9（CA19-9）。在影像學檢查方面，首選腹部電腦斷層掃描（CT）作為診斷慢性胰臟炎的工具；而腹部電腦斷層亦可診斷是否有胰臟腫瘤存在。早期或輕度胰臟炎的病患，電腦斷層掃描（CT）不易診斷，可安排磁振造影（MRI）及核磁共振胰膽管造影術（MRCP）；除檢查胰臟實質變化外，亦檢查胰管是否有擴張及鈣化存在。

內視鏡超音波（EUS）為診斷慢性胰臟炎之一大利器，除觀察胰臟實質變化外，也能觀察胰管擴張及胰管內結石。此外，透過內視鏡超音波來做胰臟組織取樣，來診斷慢性胰臟炎或其他胰臟腫瘤。總之，診斷慢性胰臟炎需進行全身健康評估，包括：臨床表現、影像學研究，必要時額外檢測等；對於檢查結果不明或診斷不確定的患者，長期評估尤為重要。

慢性胰臟炎併發症

慢性胰臟炎引起多種症狀和併發症，因此需要治療。腹痛是最常見的臨床症狀，也是患者尋求治療的主要原因，其對生活品質的影響尤為顯著。隨著慢性胰臟炎的進展，患者開始出現胰外分泌功能不全（如脂肪便、消化不良）以及胰島細胞損傷導致的糖尿病。

此外，慢性胰臟炎的各種併發症包括：胰臟假性囊腫、膽管或十二指腸梗阻、內臟動脈偽動脈瘤、腹水和胸腔積液、以及脾靜脈血栓形成引起的胃靜脈曲張，甚至胰臟癌。

而避免接觸如菸草（戒菸）和酒精（戒酒）等環境毒素，是防止慢性胰臟炎進展的關鍵措施。對於患者治療應綜合考慮各方面因素，並積極鼓勵戒菸和戒酒，採低脂飲食或少量進食，保持充足的水份。

慢性胰臟炎疼痛管理

確診前建議要先進行影像學檢查，以排除其他病因。慢性胰臟炎進行治療前，有必要確認是慢性胰臟炎引起，而不是其他病因。初始評估應包括詳細病史，以評估疼痛特性、嚴重程度和對生活品質的影響；而為了確定腹痛原因，則進行高品質電腦斷層掃描（CT）或磁振造影（MRI）。大多數因慢性胰臟炎引起的疼痛，需使用止痛劑、還有逐步治療方法，目標是避免高劑量的鴉片類止痛劑控制疼痛。

首先使用對乙醯胺酚（Acetaminophen，如普拿疼）或非類固醇消炎藥（NSAIDs）初步治療發炎引起的腹痛。對於需要鴉片類治療的疼痛患者，考慮合併使用其他藥物來減少鴉片類鎮痛劑的量。輔助劑包括：三環抗抑鬱藥、選擇性血清素再吸收抑制劑（SSRIs）、聯合血清素和去甲腎上腺素再吸收抑制劑或 Gabapentinoid(pregabalin 或 Gabapentin)。此外，補充胰臟酵素 (如 Creon® 300mg/cap, abbott) 一天三次、一次一顆且隨餐服用，藉著補充消化酵素，減少膽囊收縮激素作用，進而減少腹痛產生。

對於藥物控制疼痛效果不佳，且無主胰管擴張的患者 ，可選擇腹腔神經叢阻斷，也可使用內視鏡胰管引流術、或將胰管內結石取出以緩解疼痛。若是胰管內已有結石且發生胰管擴張，則外科引流主胰管或切除受影響胰臟區域，以緩解疼痛。

胰臟分泌功能不全治療

患有胰外分泌功能不全的患者，除了疼痛還產生腹瀉，脂肪便，營養吸收不良等現象，需要補充胰臟消化酵素。患者若有胰外分泌功能不全時，補充胰臟消化酵素的合理起始劑量是每餐服用 25,000-50,000 USP 之脂肪酶。補充胰臟消化酵素是否有效，觀察到改善大便成形、看不到脂肪、脂溶性維生素等正常吸收改善，以及肌肉力量和體重增加。目前臨床使用胰臟消化酵素（如 Creon®）有效緩解腹痛、改善腹瀉，脂肪便，營養不良等症狀。

慢性胰臟炎的患者也容易因為胰島細胞的破壞而得到糖尿病。

這類患者治療糖尿病的同時必須注意因治療引起的低血糖。口服血糖藥 Metformin 可能可以降低這些患者胰臟癌的風險。然而，慢性胰臟炎患者通常需要使用到胰島素，才能控制糖尿病。

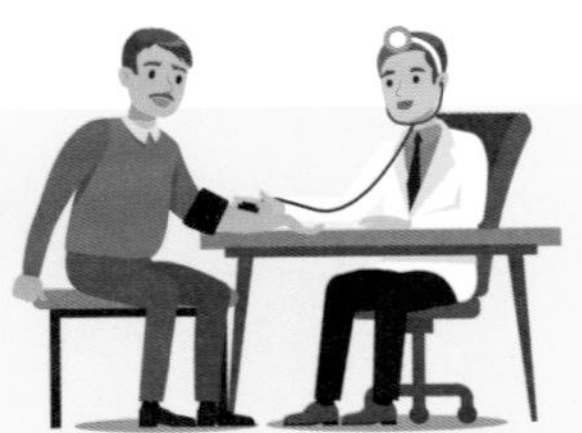

名醫診察室

診斷慢性胰臟炎要進行全身健康評估。避免接觸環境毒素，戒菸和戒酒是防止慢性胰臟炎進展的關鍵措施。大多患者因慢性胰臟炎引起的疼痛需要使用止痛劑，避免使用高劑量鴉片類止痛劑來控制疼痛。內視鏡胰管引流術或者將胰管內結石取出，也可緩解疼痛，外科手術引流主胰管或切除受影響的胰臟區域，以及也緩解疼痛。給予足夠的胰臟消化酵素（如 Creon®）有效緩解腹痛，改善腹瀉，脂肪便，營養不良等症狀，以改善其生活品質。慢性胰臟炎易發展成糖尿病，所以規則追蹤慢性胰臟炎病人的病程是有必要的。

非不治之症
慢性胰臟炎全方位治療以及手術時機

• **葉俊杰醫師**

中國醫藥大學醫學系教授

亞洲大學附設醫院外科副院長兼一般外科主任

中國醫藥大學附設醫院一般外科主治醫師

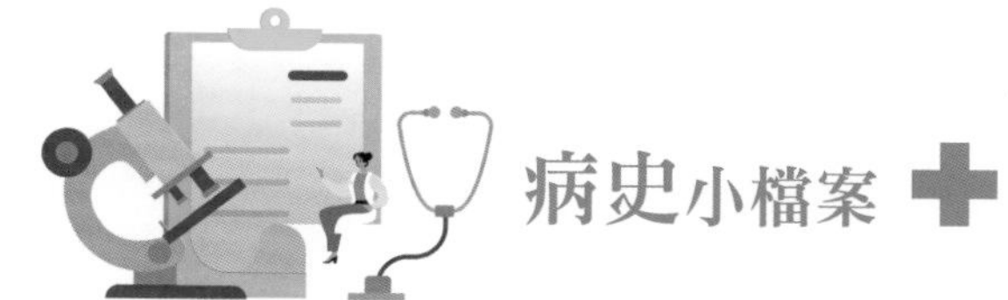

老陳是位 60 歲的男性，20 年來養成下班後小酌的習慣，看似無害的長期嗜酒，卻逐漸出現上腹部持續悶痛，被診斷出糖尿病。近年來，疼痛加劇且更頻繁，影響正常飲食並導致體重下降，同時出現脂肪泄漏症狀。經檢

查被診斷為慢性胰臟炎，伴有結石及胰管、膽管狹窄阻塞（圖 1-24-1）。起初僅能放置膽管支架緩解症狀，後接受了胰臟部分切、取出結石及胰管與膽管減壓繞道手術（圖 1-24-2），顯著改善進食疼痛問題。醫生強調之後必須徹底戒酒，包括含酒料理，以防症狀復發。

圖 1-24-1

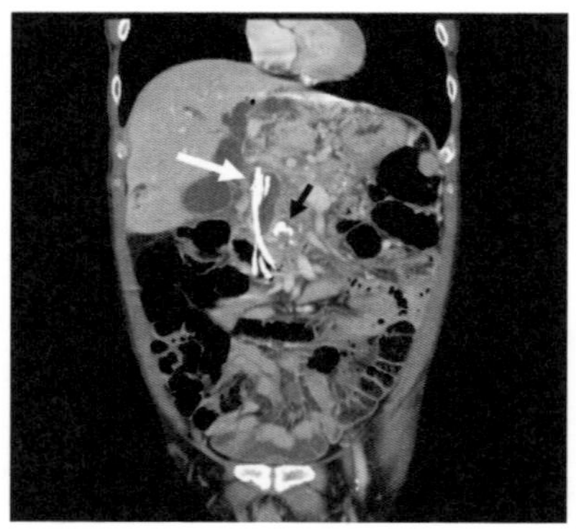

慢性胰臟炎病人之腹部電腦斷層影像：
1、白點處是阻塞於胰臟頭部的結石（黑箭頭所示）
2、經由內視鏡置放在總膽管內的三隻支架（白箭頭所示），如此作仍然無法解決膽管阻塞問題，需接受手術治療

圖 1-24-2

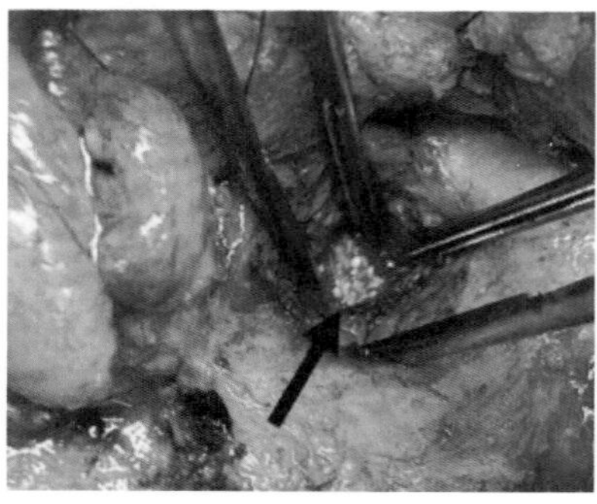

慢性胰臟炎手術中的照片。手術時，取出阻塞於胰臟頭部的白色結石（黑箭頭所示）

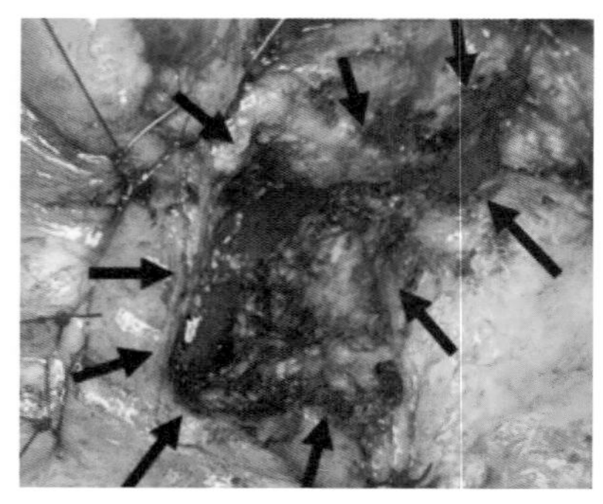

慢性胰臟炎手術中的照片。手術時，打開主胰管（黑箭頭所示），取出結石，同時進行主胰管減壓重建手術

慢性胰臟炎病因與流行病學

慢性胰臟炎是一種漸進性的胰臟發炎疾病，其主要病因包括長期酗酒、胰臟結石、膽管疾病及遺傳因素等。其中，酗酒是最主要的危險因素，約佔患者的六成。長期過度飲酒會對胰臟造成嚴重損害，大幅提高罹患慢性胰臟炎的風險。近年來，慢性胰臟炎的發病率逐年上升，全球每 10 萬人中約有 2 至 200 人罹患此病。患者多為中壯年族群，不僅對個人健康造成影響，也可能對家庭經濟帶來沉重負擔。

臨床症狀與併發症

慢性胰臟炎的臨床表現主要包括腹痛、消化不良、體重下降、腹脹和脂肪泄漏等症狀。長期腹痛的成因複雜，源自胰管被鈣化結石阻塞導致胰臟高壓，或是慢性發炎及免疫細胞浸潤等因素。此疾病會同時破壞胰臟的內分泌和外分泌功能，約 8 成患者在發病 25 年內會發展為糖尿病。

外分泌功能障礙則會影響蛋白質和脂肪的消化代謝，引起營養不良、脂肪泄漏，並間接影響脂溶性維生素及鈣質的吸收，增加骨質疏鬆、全身酸痛或骨折的風險，嚴重影響生活品質。

治療原則與方法

慢性胰臟炎的治療目標包括緩解症狀、控制疼痛、改善營養狀態，以及減少併發症的發生和進展。對於慢性疼痛，首要措施是戒酒並給予適當止痛及鎮定安眠藥物。同時，補充口服胰臟消化酵素對改善營養吸收至關重要。

研究顯示，規律服用胰臟消化酵素的患者相較於未服用者，擁有較長的存活率和更佳的生活品質。此外，適當補充鈣質可預防骨質疏鬆及其相關併發症。患者應遵循醫囑，定期追蹤病情，並注意調整飲食和生活習慣。

侵入性治療與手術

某些慢性胰臟炎患者需要接受侵入性治療，主要針對 2 種情況：持續性頑固腹痛，以及相關併發症如胰管阻塞造成的假性囊腫、反覆性胰臟炎，或膽管狹窄引起的膽管發炎和黃疸，以及十二指腸狹窄導致的進食困難。對於因胰管結石阻塞引起的頑固性腹痛，內視鏡治療可提供暫時性緩解，但效果往往不持久。在這種情況下，外科手術是更有效的長期解決方案。

手術目的包括：緩解頑固性疼痛、改善生活品質、預防併發症，以及保護胰臟功能；常見的手術方式有：胰臟切除術、胰管減壓重建術和痛覺神經阻斷手術等。儘管手術治療能有效緩解患者痛苦，提高生活品質，但也需審慎評估手術風險和術後康復的照護需求。

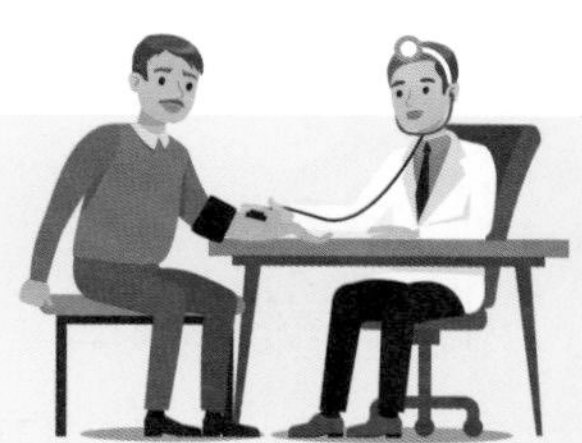

名醫診察室

慢性胰臟炎雖然棘手，但並非無法治療。此疾病也會引發假性囊腫（pseudocyst）、阻塞性黃疸或十二指腸狹窄等併發症。現代醫學提供多種針對性的外科手術方案，如囊腫內引流、膽管繞道手術（biliary bypass）和胃腸繞道手術（gastrojejunostomy）。然而，手術通常在其他治療無效時才考慮，對於併發症嚴重的患者，手術成為必要選擇。早期診斷、良好的飲食管理和適當的治療是成功控制慢性胰臟炎的關鍵，透過這些綜合預防及治療措施，患者就有望重拾健康生活。

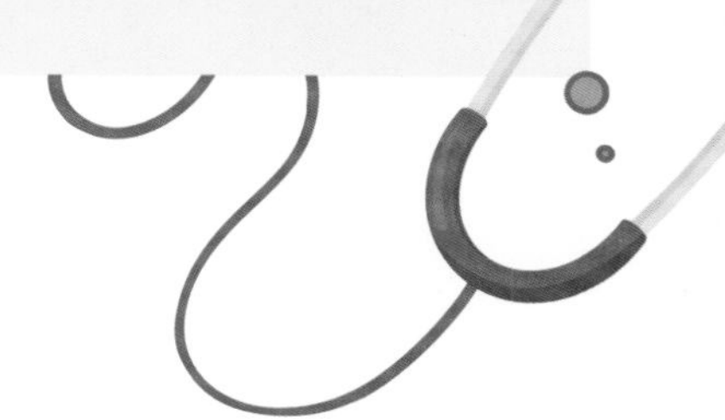

當膽結石掉下而阻塞 造成急性胰臟炎 也稱膽石性胰臟炎

- **梁凱舜醫師**

  輔仁大學醫學系臨床講師

  輔大醫院胃腸肝膽科主治醫師

- **李輔仁醫師**

  輔仁大學醫學系臨床助理教授

  輔大醫院胃腸肝膽科主任

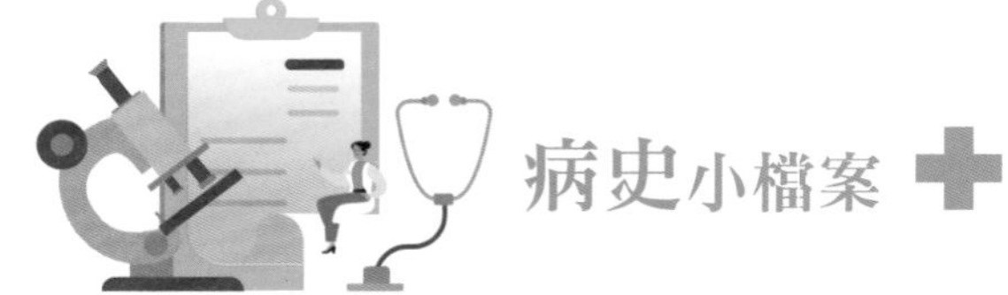

病史小檔案

55 歲中年婦女因發燒及上腹痛數日未緩解，至醫院急診就醫。病患抱怨上腹痛延伸到後背部，坐著腰部往前彎曲較舒服，皮膚及鞏膜都有發黃現象，小便顏色變深；此外，上腹部有局部壓痛，無反彈痛，有輕微脹氣。實驗室檢查顯示白血球（WBC）：12000／ul、反應性蛋白（C.R.P）：4.8 mg／dl、脂肪酶（Lipase）：545 U／L、總膽紅素（total bilirubin）：5.8 mg/dl。腹部電腦斷層掃描發現胰臟組織腫脹合併周邊脂肪浸潤，遠端總膽管近乳頭處有結石阻塞，造成膽管擴張，因此診斷為「膽石性胰臟炎」。病患接受內視鏡逆行性膽胰管造影術（Endoscopic Retrograde Cholangiopancreatography，ERCP），發現有顆黑色的總膽管結石卡在十二指腸乳頭（圖 1-25-1），進行內視鏡括約肌切開術（Endoscopic Sphincterotomy，EST）（圖 1-25-2），將卡在十二指腸乳頭之總膽管結石取出（圖 1-25-3），並給予支持性療法。數日後症狀趨緩。

圖 1-25-1

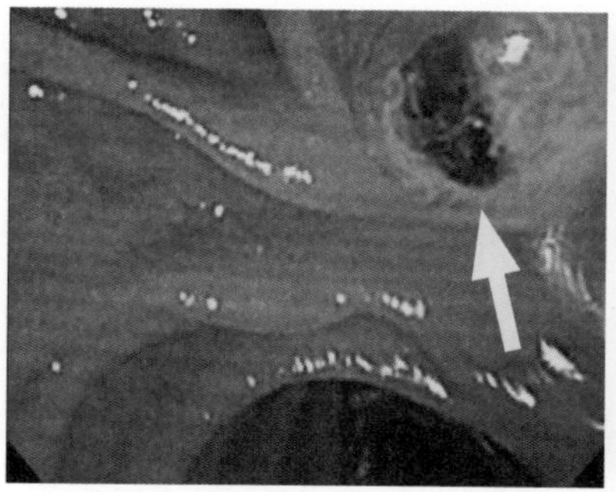

一顆黑色的總膽管結石（箭頭所示）卡在十二指腸乳頭

圖 1-25-2

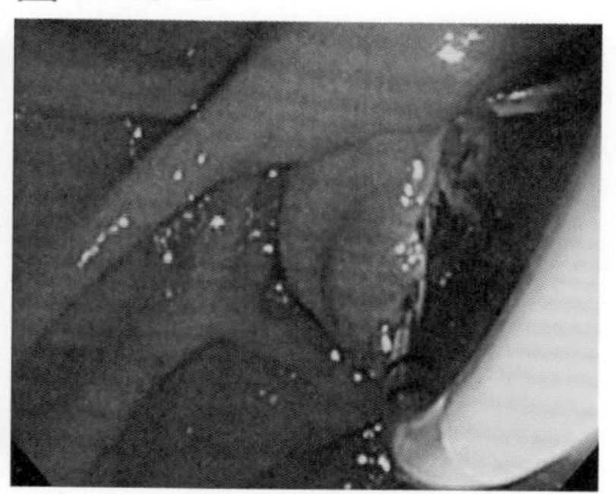

於病患十二指腸乳頭處以器械進行內視鏡括約肌切開術

圖 1-25-3

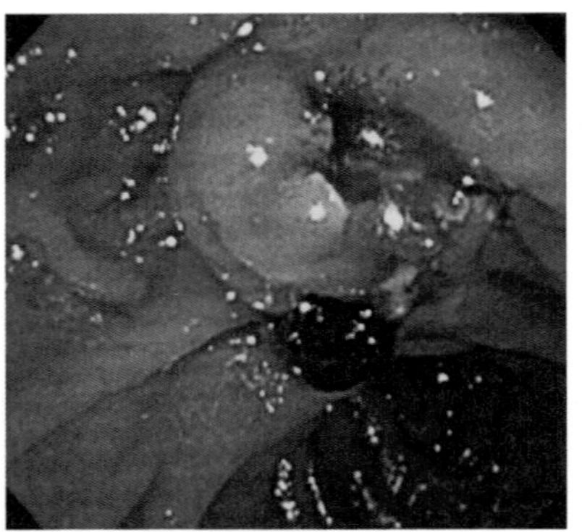

內視鏡括約肌切開後，卡在十二指腸乳頭之總膽管結石（箭頭所示）順利掉下來

急性胰臟炎概述

急性胰臟炎是一種潛在危險的消化系統疾病，源於胰臟消化酵素的異常活化。此情況會引發胰臟及周圍組織的發炎反應，嚴重時危及生命。典型症狀包括：持續性上腹痛，常延伸至背部、且患者平臥時疼痛加劇，而屈膝彎腰則帶來暫時緩解；伴隨症狀包括：噁心、嘔吐、食慾減退和腹脹等。重症患者出現多器官功能障礙，如呼吸困難、少尿、心悸、發燒和意識改變，特徵性體徵包括：肚臍周圍或背部兩側的瘀斑；若由膽道結石引則會出現阻塞性黃疸的症狀，如深色尿液、鞏膜黃染和灰白色糞便。

肝

膽

胰

多元病因分析

胰臟炎病因多樣，主要包括：酒精濫用、膽結石和高三酸甘油脂血症；其中，膽石性胰臟炎約佔總病例的 1/3。而較罕見的誘因包括：高鈣血症、胰腺腫瘤、藥物反應、感染、腹部創傷、腹腔血管栓塞或發炎、先天性胰管異常，以及 ERCP 手術併發症，部分特殊病例須待確切病因。

對於膽石性胰臟炎的發病機制，主由形成於膽囊內的膽結石。當結石或膽管內生成的結石向下移動時，堵塞膽管開口處，阻礙了膽汁和胰液的正常排出，導致腫脹和積聚而引發胰腺組織的發炎反應。透過此過程也解釋了「為何膽結石能夠觸發急性胰臟炎」的原因。

診斷與治療

對於膽石性胰臟炎的小結石有時可自行排出，然而出現嚴重症狀如：發燒、持續腹痛或黃疸加重時，建議及時進行 ERCP。這項微創手術利用特製十二指腸鏡和專門器械，通過括約肌切開術（EST）或針刀瘻管切開術來清除膽管結石，有效緩解阻塞。若併發急性膽管炎，則需立即給予抗生素治療。同時存在膽囊結石的患者，可考慮膽囊切除手術以預防復發。而了解膽石性胰臟炎的病因、症狀和治療方法後，醫療專業人員能夠更好診斷和管理複雜疾病，從而改善患者預後，減少併發症的出現。

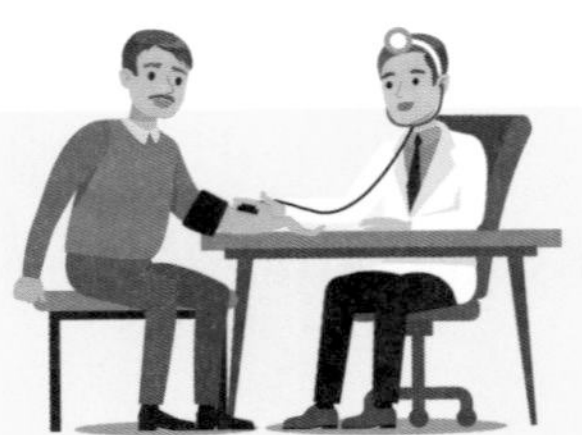

名醫診察室

膽結石掉落至十二指腸乳頭附近時阻塞，進而造成膽石性胰臟炎，導致腹痛和食慾不振等症狀。因症狀上不易與其他胃腸疾病區分，建議盡快至醫療院所就醫，經醫師診察及搭配內視鏡逆行性膽胰管造影術（ERCP）作診斷。治療上以內視鏡括約肌切開術（EST）可將卡在十二指腸乳頭之總膽管結石取出，搭配支持性療法盡快緩解病情，順利改善症狀。

自體免疫胰臟炎
有別於胰臟癌的罕見詭譎疾病

• **吳行健醫師**
臺大癌醫中心分院 主治醫師
• **廖偉智醫師**
臺灣大學醫學院內科教授
臺大醫院內視鏡光學診斷暨治療中心主任

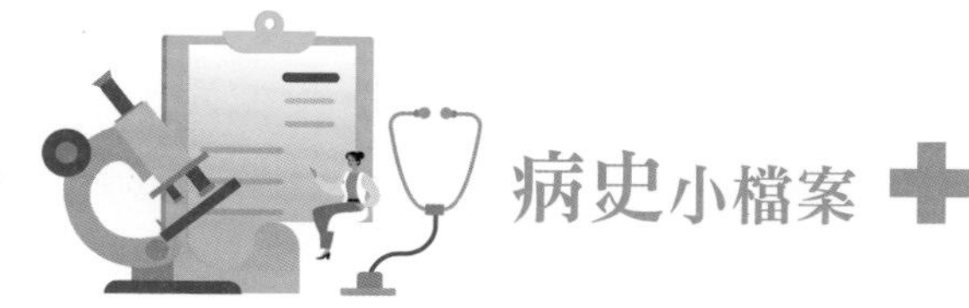

50 歲陳先生主訴四個月前開始腹部不適，腹部超音波檢查發現胰臟異常腫大，且雙側下頜唾液腺呈現明顯對稱性腫大（圖 1-26-1）。血液檢查結果顯示，第四型免疫球蛋白 IgG4 濃度高達 1500mg／dL，遠超出正常範圍

（3～201 mg／dL）；電腦斷層攝影（CT）確認胰臟整體腫大（圖 1-26-2）。基於臨床表現和檢查結果，懷疑陳先生罹患自體免疫性 IgG4 相關胰臟炎與唾液腺炎，並接受類固醇治療；治療 2 週後，雙側對稱唾液腺腫大消失，腹部不適得到緩解，且異常血清解脂脢數值也有所改善；治療 8 週後，IgG 及 IgG4 濃度均降至正常範圍。追蹤 CT 檢查顯示，胰臟腫大也獲得顯著改善。

圖 1-26-1

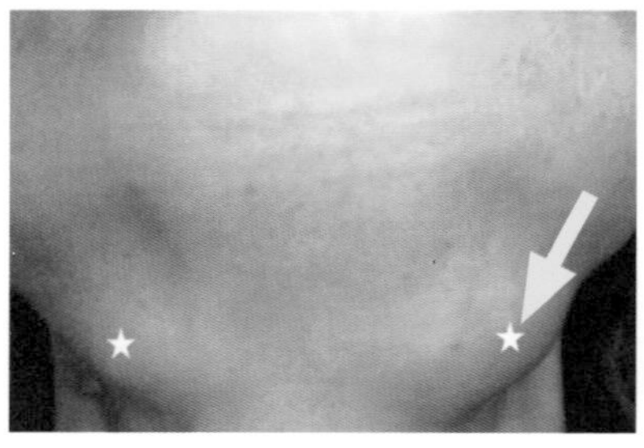

雙側下顎唾腺炎：自體免疫胰臟炎患者部分會合併雙側對稱性唾腺（星號）腫大發炎

圖 1-26-2

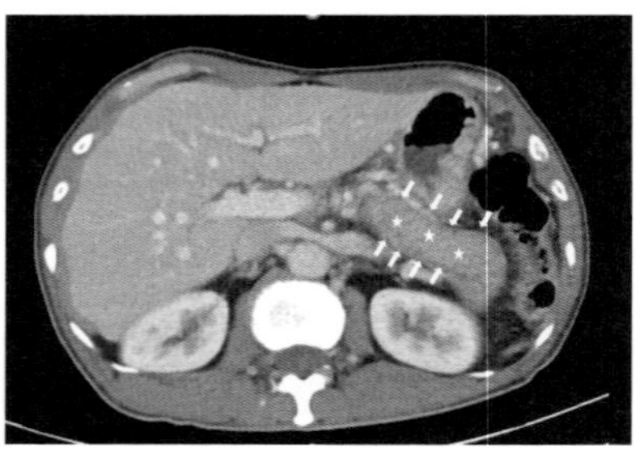

自體免疫胰臟炎的影像變化：自體免疫胰臟炎患者的腹部電腦斷層，可見胰臟（星號）整體如香腸般腫大

自體免疫胰臟炎

自體免疫胰臟炎是一種罕見且複雜的胰臟疾病，於 1995 年由日本醫師吉田等人首次在國際期刊中提出。這種疾病在東方較為常

見，最顯著的特徵是患者血中 IgG4 濃度升高。然而，自體免疫胰臟炎的表現多變，尤其在影像學檢查中常與胰臟癌難以區分；更令人困惑的是，部分胰臟癌患者的血中 IgG4 也會升高，可說為醫師診斷和治療帶來挑戰。

自體免疫胰臟炎的患者表現，通常會有：輕微上腹痛、背痛、倦怠、黃疸和體重減輕等症狀。此外，常伴隨其他器官病徵，如膽管炎、雙側下顎唾腺炎和甲狀腺炎。在電腦斷層檢查中，典型的自體免疫胰臟炎表現為胰臟整體腫脹，周圍可見軟組織暈圈（圖 1-26-2）。然而，部分患者僅有局部病變，其症狀和影像表現與胰臟癌極為相似，需要仔細診察方可辨識。

自體免疫胰臟炎的診斷

血中 IgG4 濃度升高是診斷自體免疫胰臟炎的重要指標，約 68％～92％的患者會出現這種情況；單靠 IgG4 和影像診斷無法完全區分，第一型自體免疫胰臟炎局部病變和早期胰臟癌。值得注意的是，每十位胰臟癌患者中就有一位 IgG4 濃度超過正常值，每百位患者中有一位 IgG4 濃度會超過兩倍上限值。因此，進行胰臟內視鏡超音波或電腦斷層導引下的胰臟病理切片檢查至關重要，還有對類固醇治療反應緩慢或不佳也是胰臟癌的警訊。

隨著醫學研究跟進一步，發現 IgG4 相關的自體免疫疾病不僅影響胰臟或膽胰系統，還侵犯心臟、主動脈、縱膈腔、後腹腔、眼、耳、鼻、腦神經、甲狀腺、肺、腎、唾液腺及淚腺等多個器官。這些疾病統稱為 IgG4 相關疾病（IgG4 related disease, IgG4-RD），共同特徵是慢性發炎、IgG4 陽性免疫細胞浸潤和纖維化。

治療藥物的選擇

類固醇（prednisolone）是自體免疫胰臟炎的標準治療，先使用較高劑量以改善症狀和胰臟腫脹，再逐漸降低至維持劑量。維持治療的最佳持續時間尚無定論，對於停用類固醇後復發的患者，可考慮謹慎搭配其他免疫抑制劑或莫須瘤（Rituximab）進行治療，同時密切監測藥物副作用。

另外，未經適當治療的自體免疫胰臟炎，導致局部胰管狹窄鈣化，引發慢性疼痛、胰臟外分泌功能受損，造成腹瀉和營養不良。此外，胰島受損可能導致胰島素分泌不足，引發糖尿病；部分患者還合併 IgG4 膽管炎，長期導致膽管狹窄。由於自體免疫胰臟炎是一種慢性疾病，影響多個器官系統，因此自體免疫胰臟炎需要長期追蹤、確實治療。

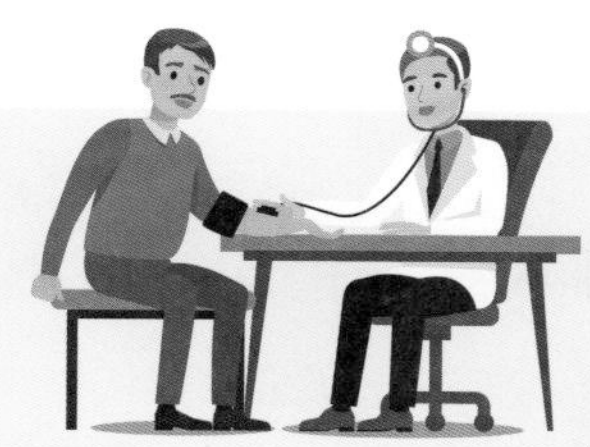

名醫診察室

自體免疫胰臟炎與胰臟癌，在症狀和影像表現上極為相似，使診斷變得複雜。早期胰臟癌會表現出類似自體免疫胰臟炎的特徵，如：IgG4 水平升高和對類固醇治療的暫時反應。自體免疫胰臟炎應以藥物治療為主，要避免當作胰臟癌而接受切除手術；另一方面惟注意防止胰臟癌誤診為自體免疫胰臟炎，可能因此延誤手術時機。醫師考慮臨床表現、實驗室檢查和影像學特徵，必要時再次檢查，以確保做出正確診斷和適當治療決策，對患者預後和生活品質具有重要影響。

挑戰難治癌王
第一期胰臟癌手術順利切除

- **林肇堂醫師**

臺灣胰臟醫學會理事長
臺灣大學 名譽教授
臺灣消化系醫學會 名譽理事長
臺灣消化系內視鏡醫學會 名譽理事長
義大醫院學術副院長

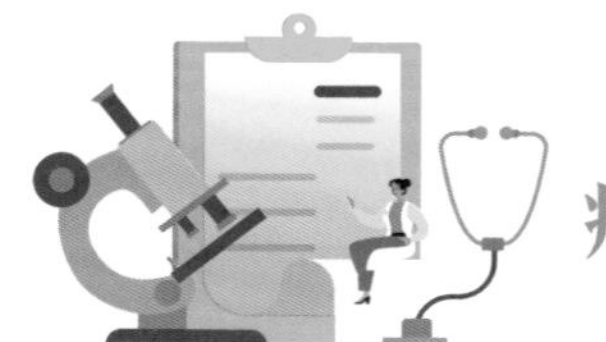

病史小檔案

67 歲女性因黃疸、皮膚搔癢、食慾不振及腹背痛就醫。初診超音波發現總膽管和膽囊擴張，轉診至醫學中心；血液檢查顯示嚴重黃疸，總膽紅素值 14.5mg／dl（正常值 <1.2 mg／dl）。電腦斷層顯示總膽管和兩側

肝內膽管明顯擴張（圖 1-27-1）和胰臟輕微腫大（圖 1-27-2）。內視鏡超音波檢查發現總膽管和主胰管均有擴張，在胰臟頭部發現直徑約 1.4 公分的低回音腫瘤（圖 1-27-3），對胰臟腫瘤進行細針穿刺確診為癌症。經膽道引流改善黃疸後，病患接受胰十二指腸切除術（Whipple's operation）；切除的腫瘤位於胰頭部的直徑小於 2 公分，為中度分化腺癌，已侵犯總膽管；11 個淋巴結均無轉移，最終診斷為第一期（IA）胰臟癌，手術切除成功。

圖 1-27-1

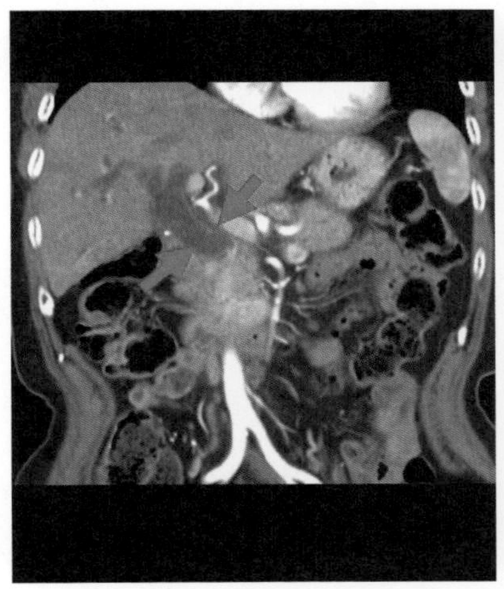

電腦斷層掃描發現總膽管及兩側肝內膽管，皆有明顯擴張現象

圖 1-27-2

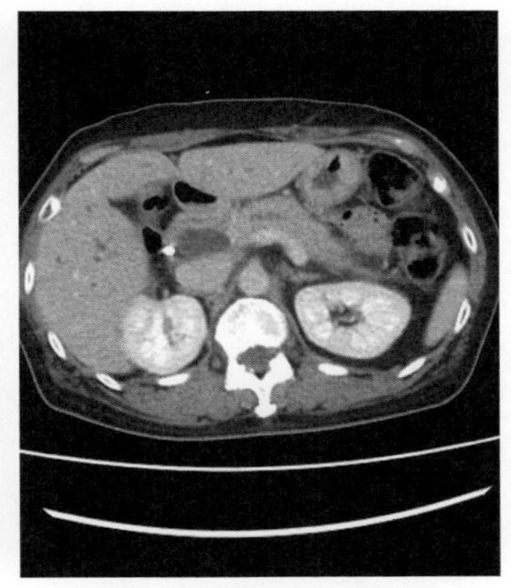

電腦斷層掃描總膽管擴張現象，胰臟有輕微腫大，但未發現任何腫瘤

圖 1-27-3

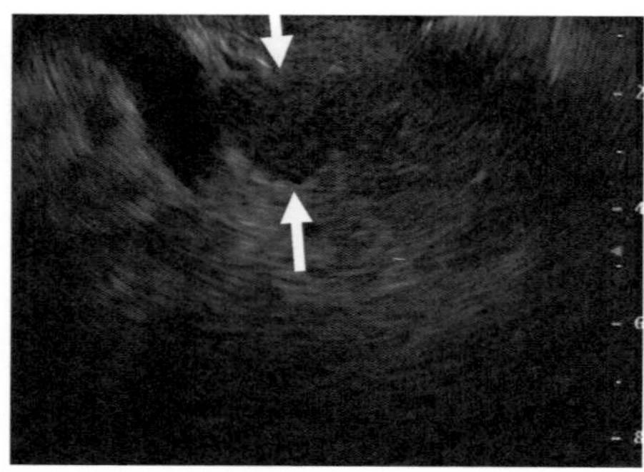

內視鏡超音波檢查發現總膽管及主胰管皆有擴張現象，在胰臟頭部則發現有一個直徑約 1.4 公分的低回音腫瘤（箭頭所示）

胰臟癌被稱癌王

胰臟癌在 2022 年十大癌症死因統計中位居第 7 名，其死亡人數比十年前增加 62.7%。此外，胰臟癌的平均 5 年存活率僅有 1%～4%，成為預後最差的癌症之一。癌症之所以如此棘手，主要是難以早期診斷；當腫瘤被發現，多數已晚期且無法進行手術或難以完全切除；有些腫瘤甚至包覆在腹腔血管中，大大增加了手術的難度。此外，即使腫瘤體積很小也可能轉移，還有化學治療和放射線治療的效果往往不盡理想，加上缺乏明確的特定危險因子。

胰臟癌的致病原因

雖然胰臟癌的確切致病原因尚未明確，但家族史被認為是重要的風險指標。若一個人的直系親屬中有兩人以上患有胰臟癌，就屬高危險群。此外，某些遺傳基因突變（如 BRCA1、BRCA2 基因突變）和遺傳性慢性胰臟炎都會增加罹癌風險。還有生活方式如：吸煙、飲酒和肥胖等，同樣被視為胰臟癌相關危險因子，尤其飲酒是導致慢性胰臟炎的主要原因。值得注意的是，糖尿病患者也有較高胰臟癌發生率。一些中老年人在 60 歲以後首次被診斷出糖尿病，一兩年後確診患有胰臟癌。目前，糖尿病和胰臟癌之間的因果關係尚未完全釐清，而慢性胰臟炎也會增加胰臟癌的風險。

症狀與腫瘤的關係

胰臟形狀類似一彎長條狀的量尺，可分為胰頭、胰體和胰尾三部分。胰頭較大呈鉤狀，與十二指腸相接；胰體和胰尾則呈直尺狀，胰尾與脾臟相連。胰頭是胰液和膽汁匯流的重要位置，當腫瘤生長此處將阻塞總膽管，導致黃疸、尿液深茶色、糞便灰白色等症狀。

相比之下，生長在胰體和胰尾的腫瘤因不會阻塞膽管，初期往往無明顯徵兆，只有在腫瘤長到相當大的體積，侵犯周邊血管和神經時，才會出現腹痛、體重減輕等晚期癌症症狀。病患會出現食慾

圖1-27-4 胰臟癌病人常見的八大症狀

上腹部疼痛
背部疼痛
食慾不佳
噁心、嘔吐
KG
皮膚及眼睛發黃
體重明顯減輕
血糖上升
尿液變深茶色

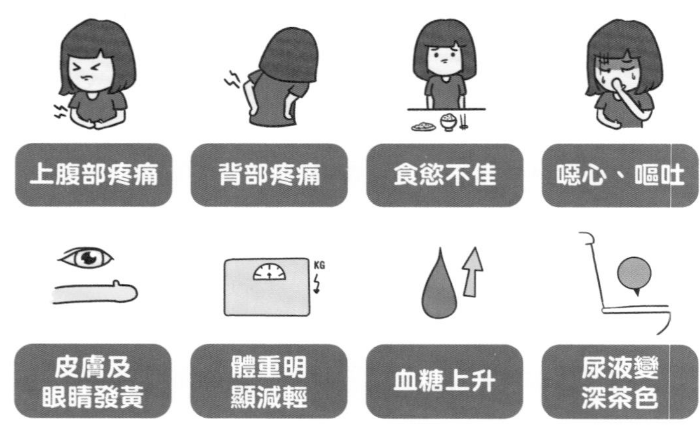

不振，或病人在接受胃病和膽結石治療後，上腹部仍持續疼痛（圖1-27-4）。若發生在胰頭的腫瘤亦較容易發現，而胰體和胰尾的腫瘤在診斷時多已是晚期或已有內臟轉移。

胰臟癌診斷的困難

胰臟癌診斷困難的主要原因在於胰臟的特殊位置，位於後腹腔內，被胃和腸等器官遮蔽，加上腸腔充滿空氣，使得常規超音波檢查難以穿透。較有效的檢查工具包括：電腦斷層掃描和磁振造影等，惟此方法輻射量大、設備需求高且成本昂貴，不適合作為普遍篩檢工具。

內視鏡超音波術（EUS）雖可清楚觀察胰臟腫瘤，但內視鏡屬於侵入性檢查，通常只用於懷疑胰臟癌的個案。而血液中的CA19-9 腫瘤標記雖常被用來輔助診斷，但其特異性和敏感度都不高，需配合其他影像學檢查才能確診。上述因素使醫師很難在早期或腫瘤較小時發現胰臟癌，惟當病患因黃疸就醫或例行健康檢查發現胰管或膽管擴張，才有機會及早診斷和治療。

最新治療趨勢

胰臟癌的標準治療仍以手術切除為首選，但大多病例在發現時已無法手術或難以完全切除。針對無法開刀或難切除的腫瘤，新的治療策略是先透過化學治療先讓腫瘤縮小，以增加手術的可能性。現代化學治療藥物有多種作用機制，包括：抑制 DNA 合成、抑制癌細胞複製以及調節免疫系統等。

而組合不同的化學治療藥物可縮小腫瘤，為病患爭取再次手術的機會。儘管如此，胰臟癌的治療仍面臨巨大挑戰，需要更多研究和創新提高治療效果和生存率。

預防胰臟癌的建議

首先了解自己是否屬於高危群，例如：長期飲酒史、慢性胰臟炎或突發性急性胰臟炎等；此外，要關注糖尿病與胰臟癌存在一定關聯。減少或避免飲酒是預防胰臟癌的重要措施，特別是飲酒年齡下降和年輕胰臟癌患者有增加趨勢；維持健康的生活，包括：均衡飲食、適度運動和維持體重等皆有助於降低罹患胰臟癌的風險。

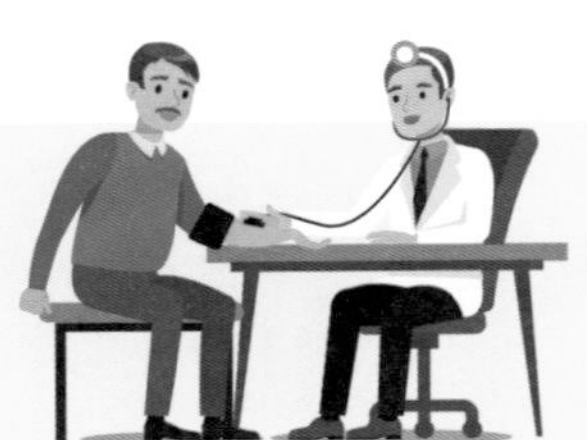

名醫診察室

胰臟癌的風險因素涉及基因遺傳和個人的生活方式，包括胰臟癌家族史、糖尿病和肥胖等。雖然有人天生患病風險較高，但透過建立健康生活習慣如：戒菸、戒酒和保持健康體重等，可降低風險，培養規律運動習慣亦可降低風險。而高風險族群應定期追蹤檢查，以提高早期發現早期治療的機會。研究顯示，某些營養素和藥物成分如維生素 C、低劑量阿司匹靈、他汀類藥物（Statins）和二甲雙胍（Metformin）可能有助預防胰臟癌，需請教專業醫師評估。

難纏癌症之王
胰臟癌的外科治療除惡務淨

• **田郁文醫師**
臺灣大學醫學院 外科教授
臺大醫院胰臟腫瘤多科團隊治療召集人

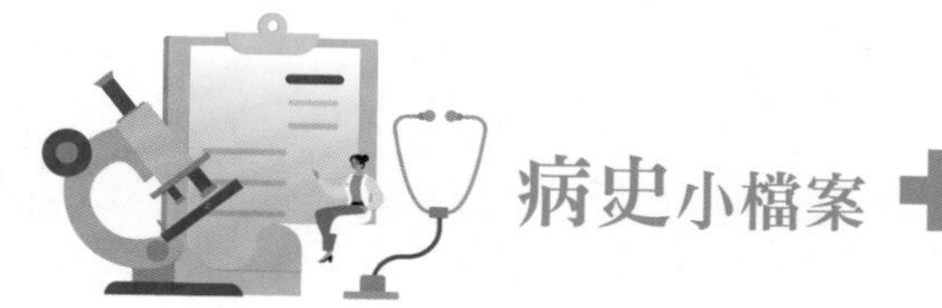

病史小檔案

一位 80 歲女性有高血壓 40 年，長期罹患慢性 C 型肝炎及近兩個月出現腹脹、油便及體重減輕 4 公斤等症狀。檢查顯示意識清楚、生命徵象穩定、無黃疸或腹水等；血液檢查結果正常，惟電腦斷層發現胰臟頭部有 2

公分腫瘤（圖 1-28-1）及巨大囊腫（圖 1-28-2）未見轉移。患者接受胰頭十二指腸切除術併門靜脈切除，術後 17 天出院。病理報告確診為胰臟腺癌，腫瘤最大徑 2 公分，無淋巴結轉移，切除乾淨。術後接受 TS-1（Tegafur & gimeracil & oteracil）口服化療，迄今術後 5 年患者存活無復發，展現高齡胰臟腺癌患者，經適當治療達到良好長期預後。

圖 1-28-1

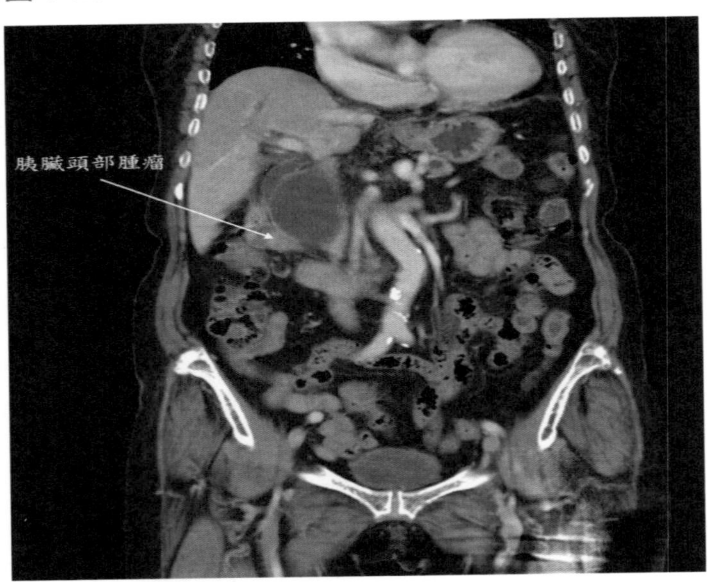

腹部電腦斷層發現胰臟頭部腫瘤

圖 1-28-2

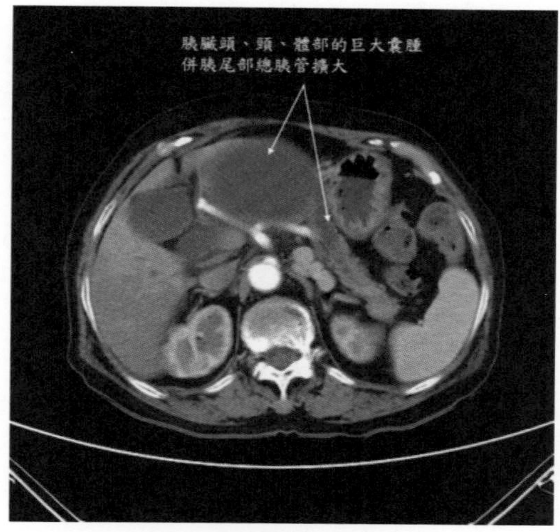

腹部電腦斷層發現胰臟體部巨大囊腫

胰臟癌的切除手術

手術是唯一有機會治癒胰臟癌的治療方式，唯有腫瘤切除乾才有機會治癒。在診斷胰臟癌會依據電腦斷層或核磁共振顯現的腫瘤，以及周邊血管接觸與否、接觸範圍大小，是否有轉移等，將腫瘤分類成以下四種情況：腫瘤可以切除乾淨（resectable），這類胰臟癌有很大的機會切除乾淨，多採先手術後再做輔助性化學治療；腫瘤有可能切除乾淨（borderline resectable）：若直接進行手術，常常會切除不乾淨，因此先做化學治療再評估手術可行性；化學治療後大約 60%～70%的腫瘤可縮小，再進行切除手術。

腫瘤無法切除乾淨（unresectable）：若直接進行手術幾乎切不乾淨的，會先做化學治療再評估手術可行性；待化學治療後，大約 20%～30%變可手術切除的情況再進行，就能明顯提升存活率；腫瘤已經有轉移至遠處器官，例如：肝、肺臟、或腹膜等，則先做化學治療再評估手術可行性；而化學治療大約 5%變成即可手術切除。由此可知，診斷時被歸類「不能立即手術」的胰臟癌病患不必灰心，積極接受化學治療就能期盼化學治療之後，再用手術徹底清除病灶。

及早發現胰臟癌

能接受手術的胰臟癌病患，其存活率明顯好很多。因此，當出現胰臟癌明顯症狀，如：黃疸、腹脹、腹痛、體重減輕等，能進行手術的機會約只有 20%。因此，在胰臟癌無症狀或症狀不明顯時就要提高警覺，即有機會早期治療。

而胰臟癌的早期症狀為血糖升高，接著會體重下降。若有血糖上升（尤其是 50 歲以後才出現糖尿病者），之後又有體重減輕，宜就醫檢查確定是否罹患胰臟癌。此外，家族史有 2 個以上的一等親罹患胰臟癌，且有遺傳性癌症基因者，也應定期接受胰臟癌的追蹤檢查。

胰臟癌手術及風險

胰臟癌手術依腫瘤位置不同分成「胰尾暨脾臟切除術」是較簡單且風險較低的術式、以及「胰頭十二指腸切除術」是手術較複雜，術後風險也較高等兩種。近年胰臟癌手術技巧及術後照顧都有大幅進步，雖術後併發症發生為 30%～40% 屬高風險，但手術死亡率已大幅下降；可見相較其他癌別（如胃癌或大腸癌）的手術的死亡率旗鼓相當，病患不需過度擔心手術風險，以免延誤開刀最佳時機。

胰臟癌手術依據病患狀況調整，最好的情況下是直接手術（upfront operation），先手術再化學治療；或是轉換性手術（conversion operation），無法直接切除腫瘤，故先化學治療、放射治療後再進行手術。雖化學治療、放射治療都會引發纖維化，增加手術困難，但胰臟癌病患經歷此手術後的併發症及死亡率並無增加。

胰臟癌手術切除乾淨後，即使病理報告顯示無淋巴結轉移的第一期，仍應接受術後的輔助化學治療。而術後有接受輔助性化學治療的病患，其平均存活期比沒作輔助化學治療的大約會多活 2～3

年。因此，若術後恢復良好的病患，應繼續接受輔助性化學治療，而術後輔助性放射治療則使用在術後切除不淨的病患。

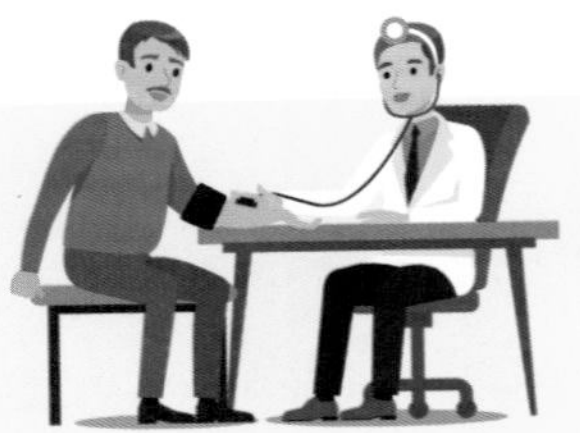

名醫診察室

有接受術後輔助化學治療的病患，其五年存活率可達到 30%～40%。值得注意的是有五年存活的病患，仍有一半會死於胰臟癌復發，顯見即便手術切除乾淨、又接受輔助化學治療，真正能治癒胰臟癌的只有 20%。呼籲病患與醫師都應努力在腫瘤最佳切除時機，及早發現胰臟癌，迅速接受手術，創造最好的治療成效。

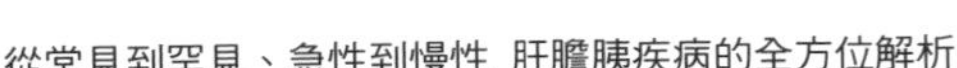

人工智慧AI系統
有助於早期發現
提升胰臟癌診斷率

• **廖偉智醫師**
臺灣大學醫學院內科教授
臺大醫院內視鏡光學診斷暨治療中心主任

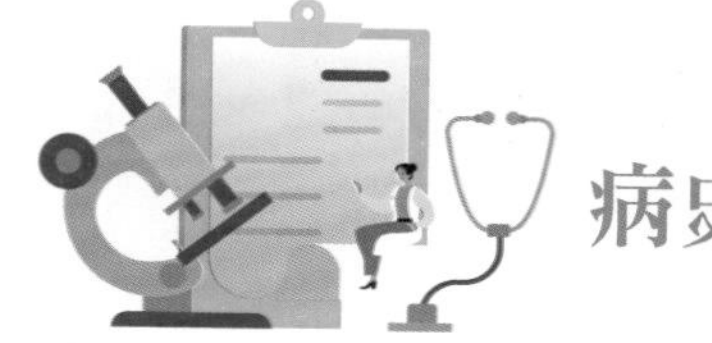

病史小檔案

70 歲的王女士過去健康狀況良好，近三個月出現明顯體重減輕。就醫檢查發現血糖升高、肝功能異常，且血液 CA 19-9 指數濃度超過 500 U／mL（正常值 <37 U／mL）。基於這些異常指標，醫師高度懷疑

胰臟癌的可能性，安排腹部電腦斷層攝影（Computed tomography，簡稱 CT）。然而，常規 CT 影像並未顯示出明顯的腫瘤（圖 1-29-1），後再採最新人工智慧胰臟癌輔助偵測系統分析後，在王女士的胰臟頭部識別出疑似癌症的區域（圖 1-29-2）。隨後進行胰臟頭部切除手術和病理化驗證實人工智慧系統的判斷，胰臟頭部存在直徑約兩公分的早期胰臟癌。

圖 1-29-1

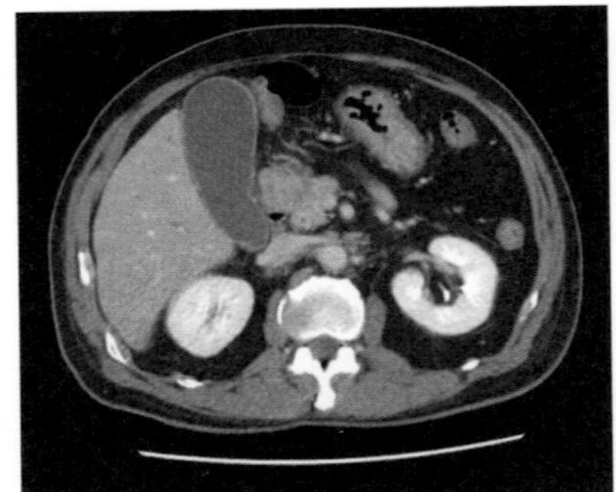

原始 CT 影像沒有發現明顯的腫瘤。

圖 1-29-2

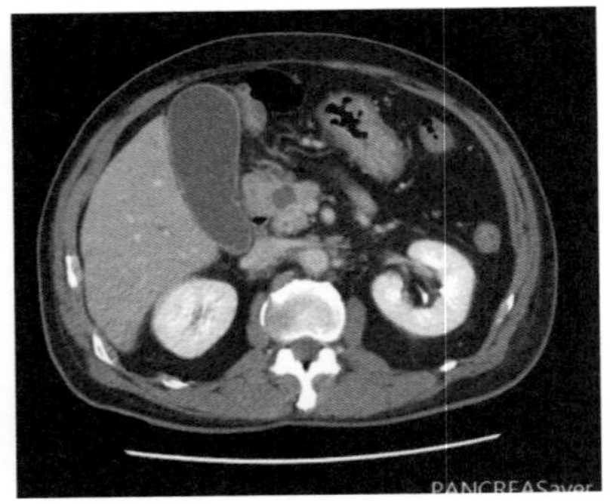

人工智慧胰臟癌輔助偵測正確判定紅色區域為胰臟癌

創新診斷系統問世

人工智慧胰臟癌輔助偵測系統，是一種創新的電腦輔助診斷工具。這套系統利用大量病患的 CT 影像訓練能夠辨識胰臟癌特徵的人工智慧模型，用於分析腹部 CT 影像中是否存在胰臟癌及其可能位置，為醫師提供有力的診斷支援。目前偵測胰臟癌的主要工具是 CT，但早期胰臟癌的變化往往不明顯，錯失了寶貴的治療機會。

胰臟癌是致死率最高的癌症之一，唯有早期發現與及時治療才能提高治癒機會。若能在腫瘤小於兩公分且尚未擴散時發現並治療，5 年存活率可達 8 成。然而，一旦腫瘤超過 2 公分，5 年存活率驟降至不到兩成。

人工智慧胰臟癌輔助偵測系統問世，結合最新的人工智慧技術和高效能電腦的快速運算能力，能偵測肉眼難以察覺的早期胰臟癌。經由醫療院所的 CT 影像驗證結果顯示，該系統對於小於兩公分的早期胰臟癌，偵測率高達近 8 成，相較於醫師肉眼偵測率僅約六成，展現出其優異性能。

精準高效輔助診斷

每次腹部 CT 檢查通常會產生約 100 張影像，每張影像中約有 5 至 10 個器官或構造。在如此繁複的影像細節中發現隱晦難見的早期胰臟癌，堪比大海撈針；特別是當患者並非因懷疑胰臟癌症狀而進行 CT 檢查，要發現「無症狀的早期胰臟癌」難度更是倍增。人工智慧胰臟癌輔助偵測系統憑藉其不間斷的快速運算能力、鉅細靡遺的分析能力以及不會疲勞的特性，成為解決早期胰臟癌臨床診斷困境的關鍵助力。

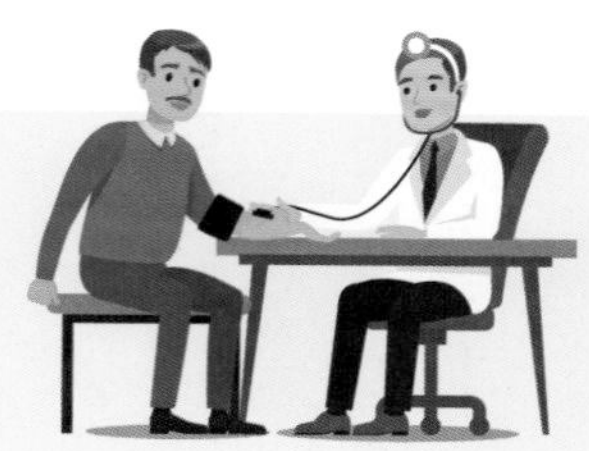

名醫診察室

當胰臟癌的腫瘤大小超過兩公分，就成為難以治癒的疾病。早期胰臟癌通常沒有明顯臨床症狀，無論進行腹部 CT 掃描的目的，都應該仔細檢查胰臟。然而，小於兩公分的早期胰臟癌在 CT 影像中約有 4 成難以肉眼識別，新開發的人工智慧胰臟癌輔助偵測系統提供寶貴的工具，即時發現肉眼難察覺的早期病灶。先進的醫療技術提高早期胰臟癌的檢出率，還提供更好的治療機會和預後，有望顯著改善患者生存率和生活品質。

創新的診斷與治療技術
肝膽胰疾病突破性的新指南

隨著現代醫學技術的快速發展，肝膽胰疾病的診斷和治療工具也不斷革新，成為通向健康的大門的鑰匙。除了介紹非侵襲性的肝纖維化掃描，以及射頻消融術和微波消融術等最新應用在肝臟腫瘤治療中，還有膽道疾病診療的新型工具。這些創新技術提高診斷的精確度，也大大改善治療效果和患者的生活品質，增強患者戰勝疾病的信心，一起見證新創醫學結合科技帶來生活上的溫暖與希望。

非侵襲性檢測

肝纖維化掃描及指數 肝臟檢查新利器

• **洪子瞻醫師**

臺大醫院癌醫分院消化科主治醫師

臺大醫學院內科部兼任講師

超音波檢查是作為診斷及追蹤慢性肝臟疾病最常見的方法，目前被廣泛應用但並非完美無缺。傳統超音波檢查依賴操作者主觀評估，肝纖維化和脂肪肝程度須經由醫師制定治療方案和監測疾病進展，同時患者難以準確了解自身肝臟狀況。此外，儘管「肝臟切片」及病理組織分析被認為是評估慢性肝臟疾病最準確的方法，但由於引發出血、傷口疼痛、感染等風險，除非情況緊急或其他檢查無法提供充分信息，否則患者和醫師討論後，通常傾向選擇「非侵襲性」的檢查方法。

非侵襲性肝臟檢測

隨著科技進步，多種「非侵襲性」評估肝臟狀態的方法被開發並驗證。這些方法準確度略遜於肝臟切片，但具有便於重複檢查和追蹤的優勢，且可大幅降低切片風險，已成為評估肝病治療成效的重要工具。

其中，經過大規模驗證且最常使用的兩種方法是「肝臟纖維化指數（FIB-4）」和「肝纖維化掃描（FibroScan®）」。這兩種方法代表「非侵襲性」肝臟狀態檢測的新世代，為慢性肝病患者提供更安全便捷的監測選擇。

FIB-4 指數與肝纖維化

醫師透過簡單的抽血指標計算出「肝臟纖維化指數 FIB-4」，藉此評估肝臟纖維化程度。2006 年 Sterling 提出的 FIB-4 是最簡便常用的指標，只需年齡資料和血小板、AST（GOT）和 ALT（GPT）等三項血液生化指標。將這些數據帶入公式後，即可得知肝臟纖維化程度（圖 2-1-1）。

依據台灣肝臟研究學會，FIB-4 指數若低於 1.3 為低風險，1.3-2.67 為肝纖維化風險不明確，高於 2.67 肝纖維化風險較高。除了醫師協助計算外，網路上也有許多工具可自行計算和分級。若

FIB-4 分數介於肝纖維化低風險和高風險之間，則需要其他更精準的非侵襲性檢查來評估嚴重程度，以及制定後續追蹤治療方案，而肝纖維化掃描是其中便捷可靠的選擇。

肝纖維化的掃描

肝纖維化掃描（FibroScan®）是 21 世紀初開始發展的組織硬度測量方式，其原理類似於敲擊西瓜表面來判斷品質。透過掃描儀探頭發出震波擊打體外定位的肝臟位置，藉由剪切波在肝臟中的傳播速度，換算出肝組織的硬度值。此外，由於脂肪會吸收超音波能量，可透過超音波衰減係數推估脂肪堆積程度。新一代肝纖維化掃描成為一舉兩得的非侵襲性檢查，可同時量化肝纖維化和脂肪肝的嚴重程度。相較於傳統超音波依賴操作者主觀視覺判斷，肝纖維化掃描更為科學化且重複性高，適合長期追蹤。

檢查過程中，受檢者需仰躺並調整姿勢以充分暴露右側肋間。操作者將探測器垂直觸壓在胸廓右側肝臟位置的肋間進行定位（圖 2-1-2），發出敲擊波，感覺類似被按摩槍單次敲打；為提高精準度會進行多次重複測量，如遇成像不佳，會尋找更適合的肋間位置。整個檢查視尋找最佳成像位置的難易程度而定，約需 5～10 分鐘。

圖2-1-1

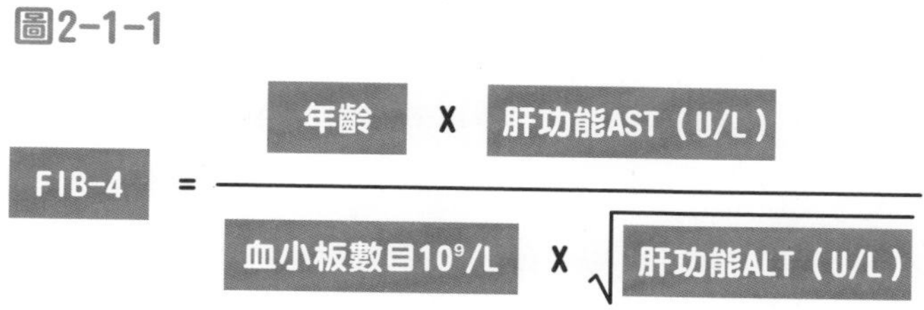

圖2-1-2

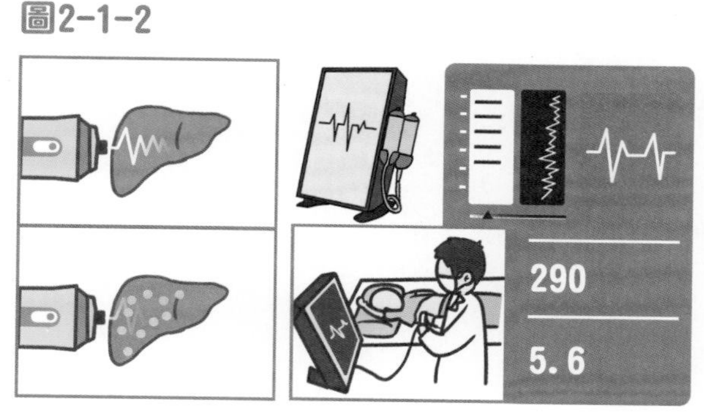

肝臟檢查新利器

慢性病毒性肝炎、酒精性及代謝性脂肪肝等，隨時間進展轉為肝硬化，甚至增加肝癌風險。慢性病毒性肝炎可通過抗病毒藥物治療，減緩或逆轉肝纖維化，降低肝硬化和肝癌風險。酒精性和代謝性脂肪肝則可透過戒酒、改善代謝症候群和調整生活習慣來減少脂肪肝和肝臟發炎。早期採用非侵襲性檢查評估和監控肝臟狀況，有助於預防和及早介入治療。

近期，肝纖維化掃描在日益普遍的「代謝性脂肪肝」領域逐漸佔有一席之地。除了即時評估嚴重程度外，結合常用抽血指標、年齡、性別和糖尿病狀況等資料，發展出一系列風險預估模型。這包括更精準判斷纖維化風險的代謝性脂肪肝評分（FAST™）、預測嚴重肝纖維化風險的 Agile 3+ 分數，以及評估肝硬化風險的 Agile 4 分數。這些風險評分透過網站或手機應用程式計算，幫助患者和醫師討論相關風險，實現早期預警和改善慢性肝病惡化因素的目標。

需要注意的是，肝纖維化掃描和腹部超音波檢查目的不同，無法相互取代。肝纖維化掃描主要用於精確評估肝纖維化和脂肪肝程度，而其他上腹部病變則需依靠腹部超音波檢查發現；兩種檢查相輔相成，缺一不可。

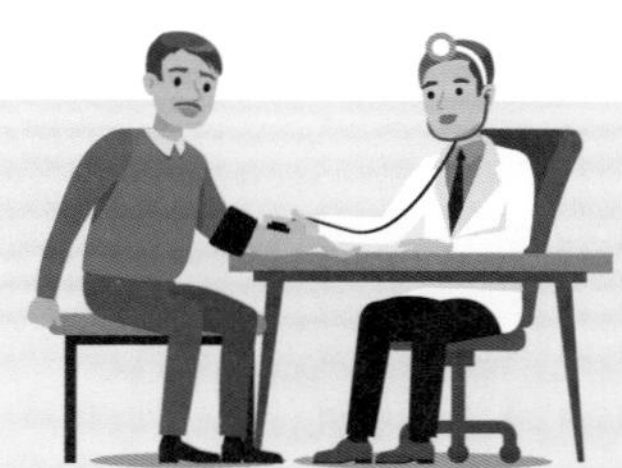

名醫診察室

非侵襲性檢測在現代肝臟疾病診察和追蹤中日益普及，但未能完全取代傳統肝臟切片。肝臟切片仍是診斷慢性肝病纖維化或肝硬化的黃金標準，因其能提供精確的組織病理證據，確定病因並直接觀察纖維化情況。然而，非侵襲性檢查因其便利性高和患者接受度佳，成為慢性肝炎、脂肪肝患者及消化科醫師的重要工具。它允許進行重複、長期和低風險的肝臟健康評估，為疾病的長期追蹤和管理提供了極大便利，成為長期追蹤評估和解決疾病的一大利器。

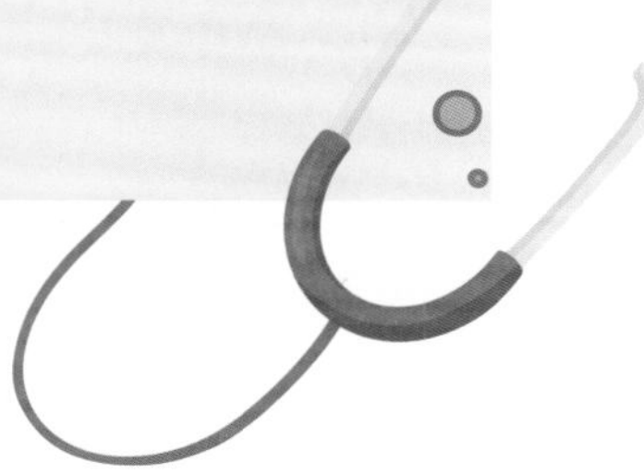

超音波導引新進展
射頻與微波消融術治療肝臟腫瘤

• **陳柏岳醫師**

嘉義基督教醫院內視鏡暨超音波室主任

嘉義基督教醫院肝膽腸胃科主治醫師

肝臟作為人體最大的實質器官，承擔著消化、代謝乃至免疫等多項重要功能，如同其他器官，肝臟腫瘤也可分為良性與惡性兩大類。常見的良性肝臟腫瘤包括：肝血管瘤、肝良性局部增生性結節和肝囊腫（水泡）等需定期追蹤；相比之下，惡性肝臟腫瘤則需要積極治療。常見的惡性肝臟腫瘤有肝細胞癌（肝癌）、轉移性肝惡性腫瘤和肝內膽管癌等，而主要用於治療各類惡性肝臟腫瘤的方法有射頻消融術（Radiofrequency ablation, RFA）和微波消融術（Microwave ablation, MWA）。

消融治療術的原理

消融術俗稱電燒，是一種微創治療肝腫瘤的方法。其原理是將治療細針穿刺進入肝臟腫瘤後，通過發射能量來破壞腫瘤組織。目前主流的消融術包括射頻消融術和微波消融術。射頻消融術利用金屬探針，在腹部超音波導引下穿刺進入肝臟腫瘤內（圖 2-2-1，A）。探針連接的主機產生電流，通過熱能使探針周圍的腫瘤組織壞死（圖 2-2-1，B）。微波消融術的執行方式類似，但使用金屬與陶瓷融合的探針（圖 2-2-2），主機則通過產生微波來加熱腫瘤組織（圖 2-2-3）。

圖2-2-1

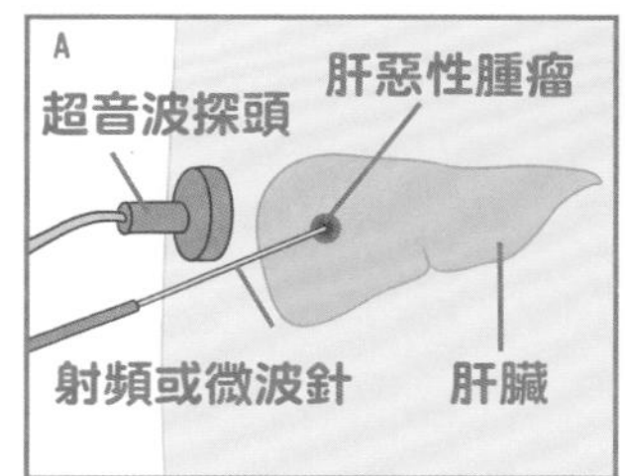

A）超音波導引下的射頻（RFA）或微波消融（MWA）示意圖

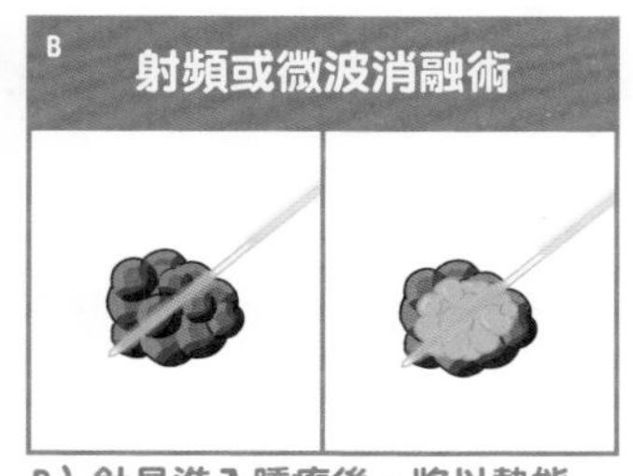

B）針具進入腫瘤後，將以熱能消融燒灼腫瘤至壞死

圖2-2-2

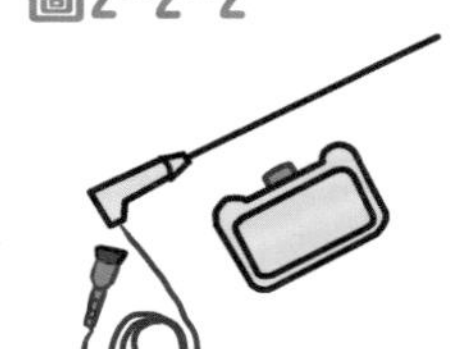

射頻消融針（RFA）實體圖

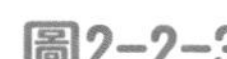

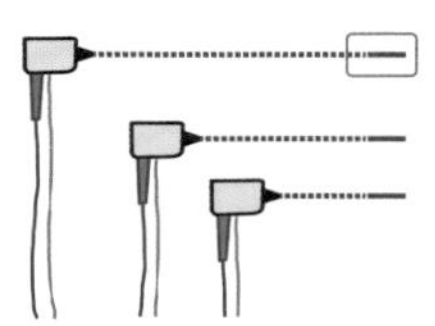

微波消融針（MWA）實體圖，紅框處為陶瓷針尖處

治療惡性肝腫瘤

早期肝細胞癌和轉移性肝惡性腫瘤，是最適合接受射頻或微波消融治療的對象。早期肝細胞癌通常指腫瘤小於 5 公分，且不超過 3 顆的情況。在這種情況下，患者接受消融治療後的長期存活率與接受傳統手術的患者相近。對於大腸直腸癌合併肝轉移的患者，同時接受化學治療和肝內轉移腫瘤的消融術，其存活率優於單純接受化學治療的患者。

相較於傳統手術，射頻和微波消融術具有低侵入性的特點。患者平均住院時間僅 3～5 天，身上只留下小於 0.5 公分的穿刺傷口，通常術後 1 週即可恢復正常生活。最常見的併發症是術後發燒或疼痛，一般可通過藥物控制。嚴重併發症如術後出血、感染化膿、腫瘤擴散等發生率極低，約為千分之一以下。

射頻 v.s. 微波

微波消融術相比射頻消融術有一些優勢，微波消融探針能提供更快速的消融時間和更大更均質的消融範圍。此外，傳統射頻消融在腫瘤旁有中大型血管時，常因血流帶走熱能而導致消融不完全（圖 2-2-4），新式微波消融探針則可避免這種情況（圖 2-2-5）。不過，最新的多針模式射頻消融技術，通過置入多支探針並採用循環交換加熱模式，也能提供更大更均勻的消融範圍。

此兩種消融術各有特點，醫師根據患者的具體情況選擇最適合的治療方法。無論選擇哪種方法，消融術作為一種微創治療技術，為肝腫瘤患者提供更多治療選擇，有效改善患者的生活品質和預後。

消融治療新進展

高階超音波儀器內建的即時影像融合系統（real-time virtual system, RVS）技術將 CT 或 MRI 影像與實時超音波影像巧妙結合，精確定位腫瘤位置。近年臺灣引進的超音波造影術（contrast enhanced ultrasonography, CEUS）更進一步提升診斷準確性。CEUS 通過注射超音波顯影劑，使肝細胞癌或轉移性肝惡性腫瘤在影像中更加清晰可見。當 CEUS 與 RVS 結合使用時，幾乎所有肝臟惡性腫瘤都能被清楚識別，大大提高了消融術的成功率和精準度。

圖2-2-4

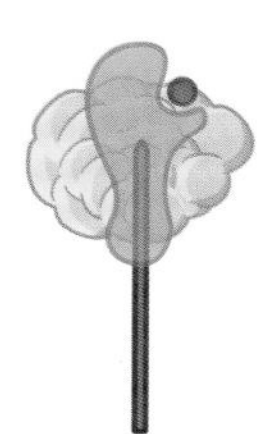

射頻消融針（RFA）的消融範圍（橘色部分）
遇到腫瘤邊的血管時（紅點處），會出現消融不完全的缺口

圖2-2-5

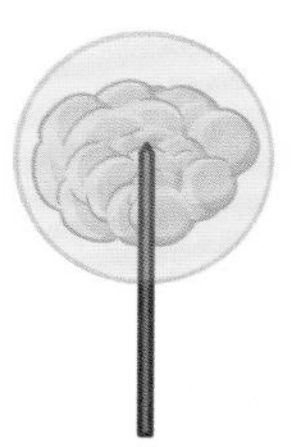

微波消融（MWA）的消融範圍較大（黃色部分）
且不論血管存在與否，都能達到均質消融範圍

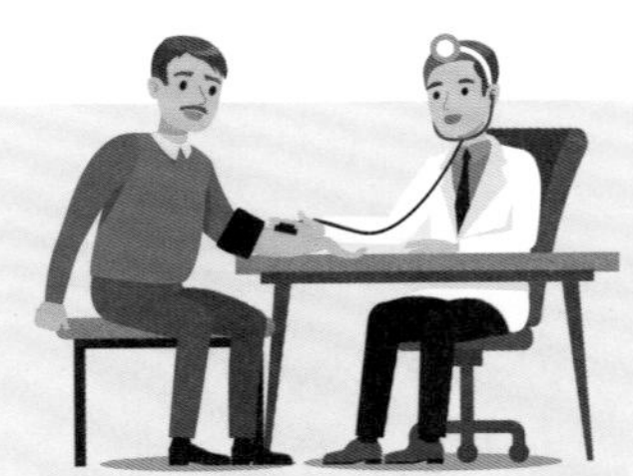

名醫診察室

肝臟惡性腫瘤的診斷與治療方法，隨著醫療科技的進步不斷革新。過去，許多在腹部電腦斷層（CT）或核磁共振（MRI）中清晰可見的惡性肝腫瘤，在超音波檢查中卻常難以辨識或模糊不清。如今，高階超音波儀器內建的即時影像融合系統（RVS）徹底改變了這一現狀；近年臺灣亦引進超音波造影術（CEUS）更進一步提升了診斷準確性。這些創新技術不僅顯著提升肝臟惡性腫瘤的檢出率，還為患者提供更精準有效的治療方案，開創肝臟腫瘤診療的新紀元。

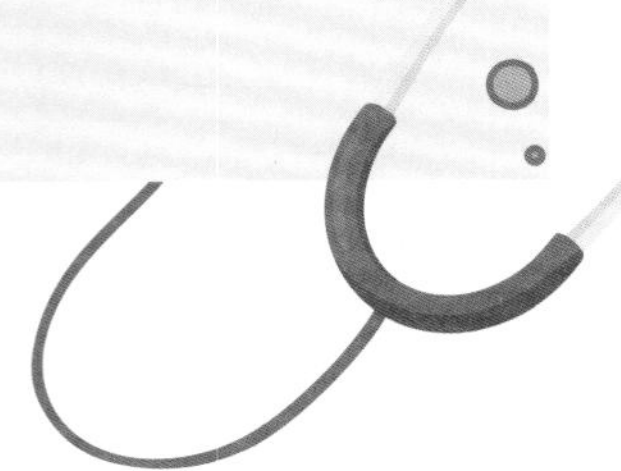

膽道疾病診斷及治療工具 ERCP、EST、ENBD、ERBD

- **蔡明璋醫師**
  中山醫學大學附設醫院肝膽腸胃科主任
  中山醫學大學醫學系副教授
- **林俊哲醫師**
  中山醫學大學附設醫院前內科部主任
  中山醫學大學醫學系教授兼副校長

肝臟所製造的膽汁需經膽管輸送到十二指腸，當膽管發生病變時，除藉由抽血檢查、腹部超音波、電腦斷層、磁振造影之外，內視鏡檢查和治療已成為診治膽道疾病的主要方法之一。內視鏡逆行性膽胰管造影術（Endoscopic Retrograde Cholangiopancreatography, 簡稱 ERCP）結合內視鏡和 X 光透視造影，可清楚描繪出膽胰管的構造，進行診斷與治療。本文將介紹 ERCP 及其相關治療，涵蓋內視鏡括約肌切開術（Endoscopic Sphincterotomy, 簡稱 EST）、內視鏡逆行性膽管引流術（Endoscopic Retrograde Biliary Drainage, 簡稱 ERBD）、內視鏡鼻膽管引流術（Endoscopic Nasobiliary Drainage, 簡稱 ENBD）。

內視鏡逆行性膽胰管造影術

ERCP 是一種介入性內視鏡檢查，醫師從病患口中插入十二指腸鏡。十二指腸鏡較一般的胃鏡稍長，且為側視鏡，側視的內視鏡才能正面檢視「十二指腸乳頭」(圖 2-3-3)，此處有總膽管跟胰管的共同開口。然後在內視鏡及 X 光透視指引下，將一根細小的導管插入至總膽管內，抽取膽汁送驗並注入顯影劑，可以檢視總膽管，膽囊、肝內膽管及胰管，判斷有無阻塞、狹窄或是解剖學之病變（圖 2-3-1）。ERCP 常用於診斷膽管結石或膽胰腫瘤（或癌症）所造成的阻塞性黃疸，另外，它也用於診斷良性膽道發炎或先天膽胰管異常。

ERCP 是一種侵入性檢查，其角色已從單純的膽胰管影像診斷，轉為治療膽胰疾病的利器，通常用於治療膽管阻塞（圖 2-3-2）、截取膽管結石、為膽胰腫瘤（或癌症）取得樣本或緩解膽管狹窄。ERCP 相關的治療技術包括：內視鏡括約肌切開術（EST）、內視鏡逆行性膽管引流術（ERBD）及內視鏡鼻膽管引流術（ENBD）。

圖2-3-1ERCP的示意圖

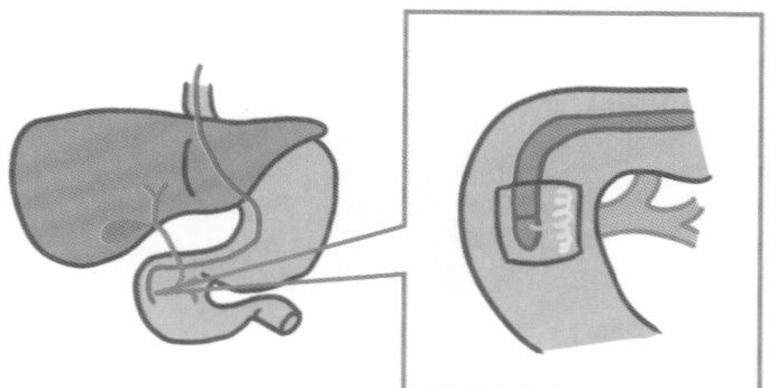

十二指腸鏡正面檢視十二指腸乳頭之後，將一根細小的導管插入膽管。

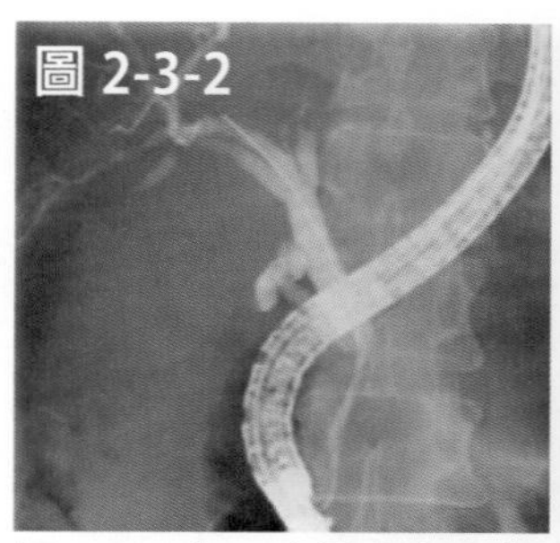

圖 2-3-2

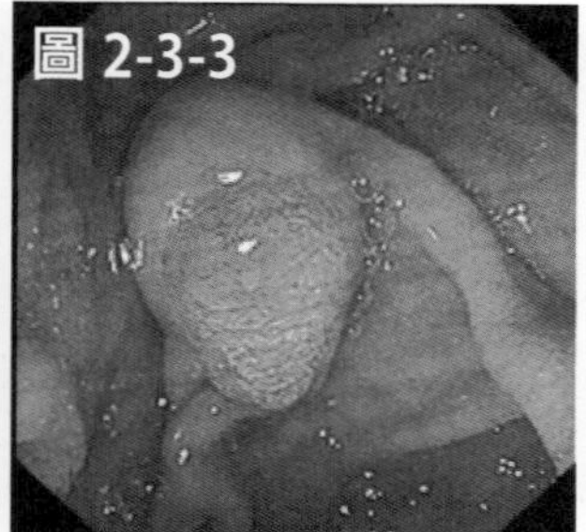

圖 2-3-3

圖 2-3-2 為 X 光透視膽管造影，可發現膽管下端有狹窄。**圖 2-3-3** 為正常的十二指腸乳頭外觀。

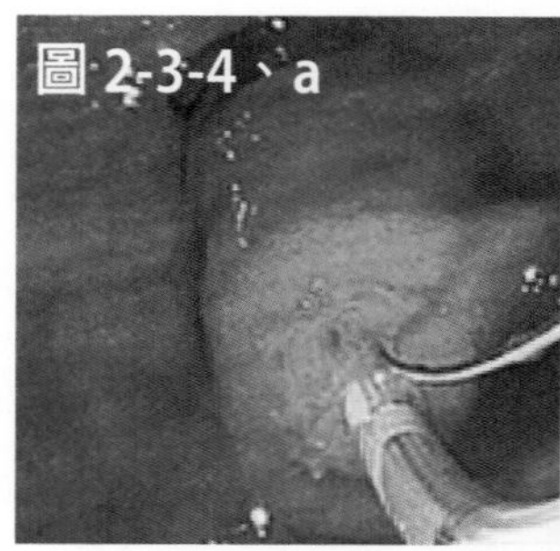

圖 2-3-4、a

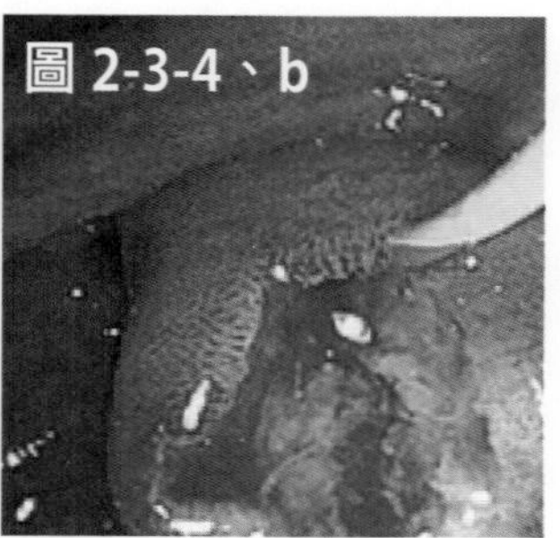

圖 2-3-4、b

圖 2-3-4 內視鏡括約肌切開術（EST）。
圖 2-3-4、a 為執行 EST 之前，可見到電刀及通電之金屬線。
圖 2-3-4、b 為 EST 後，十二指腸乳頭的開口已經被電刀擴大切開。

內視鏡括約肌切開術

內視鏡括約肌切開術（EST）用來切開十二指腸乳頭括約肌。其目的是為了取出在膽管內的結石，或置放膽管支架。醫師由十二指腸鏡伸出電刀，將導電之金屬線通電後切開此括約肌（圖 2-3-4）。接著可以再進行下一步的診療步驟，例如截取膽管結石、為膽胰腫瘤（或癌症）取得樣本取石、置放支架等。

內視鏡逆行性膽管引流術（Endoscopic Retrograde Biliary Drainage, 簡稱 ERBD）則是在膽道內放置支架，通常會在執行 EST 後，直接就將引流管（或稱為支架）插入膽管內，常用於膽道狹窄或阻塞的情況。ERBD 能恢復膽道的通暢，讓原本無法通過狹窄處的膽汁，得以排至腸道，解決阻塞性黃疸，並回復膽汁原有的消化功能（圖 2-3-5）。支架可分塑膠與金屬兩種材質，平均維持暢通時間，塑膠支架約 3 個月，金屬支架則較長，約 6～9 個月。此支架留置在病人體內，如需更換或移除支架，需再安排 ERCP 內視鏡檢查。

內視鏡鼻膽管引流術

內視鏡鼻膽管引流術（ENBD）是另一種置放膽管引流管的方式，功能與 ERBD 類似，只是原本位在體內的引流管，一端仍位於膽管內，另一端則從十二指腸、胃、食道、鼻子至體外，膽汁會經引流管流至外接的引流袋（圖 2-3-6）。與 ERBD 不同的是，ENBD 通常是用來當膽管結石完全清除後，膽管因出口腫脹導致引流效果不佳時，醫師會使用 ENBD 做為暫時性引流膽管。當出口腫脹消失後，可直接移除此引流管。但由於引流管的外端在鼻子，病人會有類似鼻胃管的不舒服，因此，目前 ENBD 使用的機會少於 ERBD。

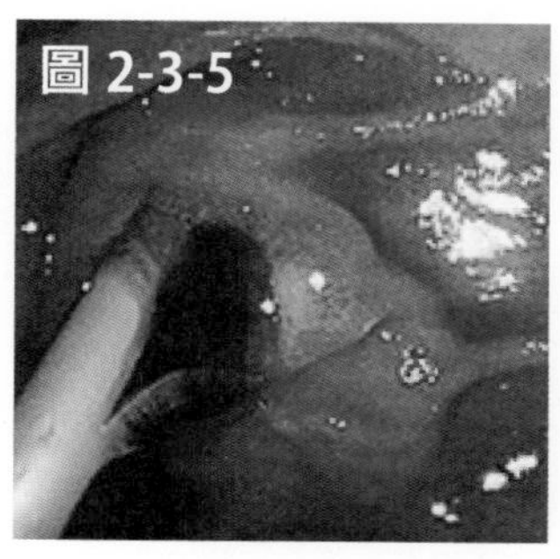

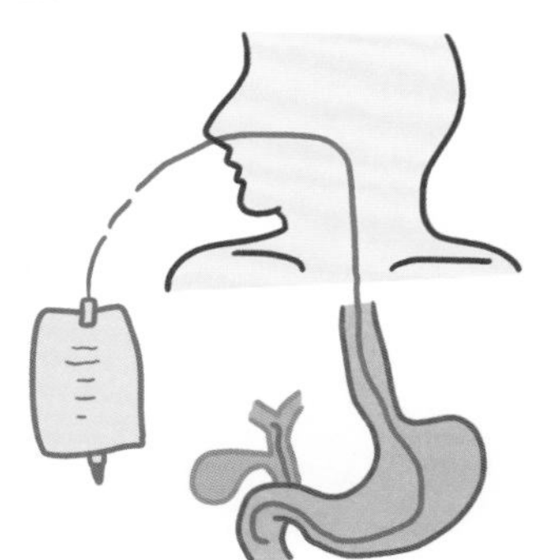

圖 2-3-5 為內視鏡逆行性膽管引流術（ERBD），成功置入膽管支架後，可見深黑色膽汁從膽管流出。圖 3b 內視鏡鼻膽管引流術（ENBD）示意圖。

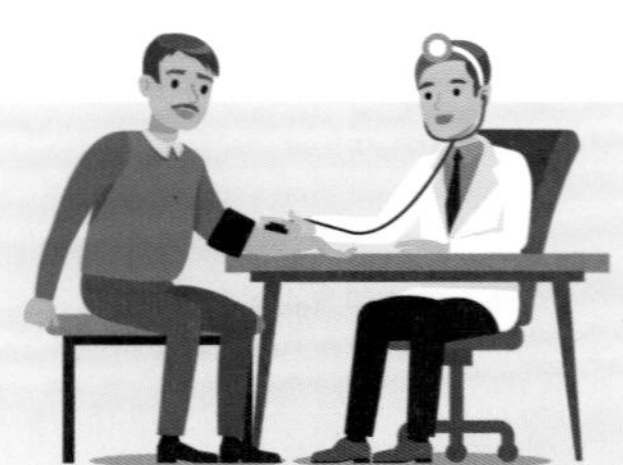

名醫診察室

在臺灣，由臺大醫院的王德宏教授在1978 年首度成功進行 ERCP 技術，經過幾十年的發展，ERCP 已成為膽胰管疾病重要的診斷與治療工具，它能免除部分病人需接受傳統開腹手術的治療。在有經驗的醫師操作下，併發症的發生率低，並能精準地解決病人膽胰管相關疾病。

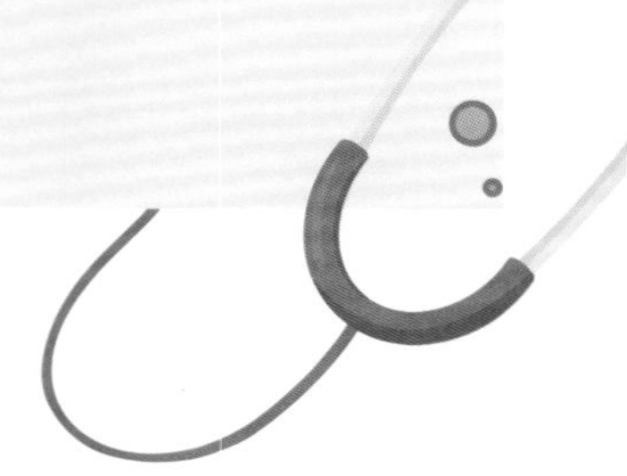

肝膽胰醫學革新里程
前瞻性進展與臨床應用新紀元

立足當下，展望未來，放眼肝膽胰疾病領域的最新研究成果和未來發展趨勢，攜手走向未來醫學的健康願景。從肝炎到肝癌的疾病演進過程，探討 C 型肝炎治療的歷史沿革和未來方向，同時也關注酒精性肝病等現代文明生活的相關疾病防治策略，以及國病癌症從標靶治療到免疫療法的最新進展。每個創新治療如同點亮黑夜的星光，為患者及其家人帶來希望，共同見證醫學不斷突破極限，為生命續寫新的篇章。

醫學的演進

肝膽胰疾病從診斷到治療透視未來新境界

• **吳明賢醫師**
臺大醫學院特聘教授
臺大醫院院長
臺灣內科醫學會理事長
臺灣醫學會理事長

臨床醫學的核心在於三大要素：致病機制（pathogenesis）、診斷（diagnosis）和治療（therapeutics）。其中，致病機制的了解尤為關鍵，深入探究疾病的病因和危險因子，以及其進展和惡化的機制，不僅能幫助醫療人員進行早期診斷和治療，還能預測患者的預後。更重要的是，這種深入理解為預防醫學奠定基礎，這種預防性方法不僅能提升整體健康，還能大大降低醫療成本，體現「預防勝於治療」的醫學智慧。

肝
膽
胰

肝膽胰疾病的演進

發炎是肝膽胰疾病的主要元兇，其影響可分為急性和慢性。急性發炎可引發急性肝炎、膽囊炎、膽管炎及胰臟炎，導致器官功能受損，甚至引發肝衰竭、敗血症等嚴重併發症，嚴重時造成多重器官衰竭而致命。慢性發炎不僅逐漸損害器官功能，還會成為癌症提供溫床，如肝同病三部曲：肝炎—肝硬化—肝癌，以及慢性胰臟炎—糖尿病—胰臟癌的演進過程。

造成發炎的危險因子主要分為，感染性和代謝性兩大類。感染性因素如病毒性肝炎（A 型、B 型、C 型、D 型、E 型肝炎）曾是主要威脅，隨著疫苗的研發和有效藥物的問世，感染性肝炎的發生率正在逐漸下降。取而代之的是代謝性相關的肥胖、血脂異常、血糖異常等因素引發的代謝性肝炎。值得注意的是，這些代謝異常往往源於飲食和生活型態的改變，最終導致腸道微生態失衡（dysbiosis of gut microbiota），進而影響腸肝軸（gut-liver axis）和胰腸屏障軸（pancrease-intestinal barrier axis）的平衡（圖 3-1-1）。

近年來，腸道微菌的角色日益受到重視。基於腸道微菌的醫學（microbiome based medicine）為開發新的診斷方法、治療策略、預後生物標記（biomarker）以及預防途徑提供了絕佳機會。代謝性疾病一直是膽胰疾病的主要病因，特別是對於兼具內分泌（分泌荷爾蒙）和外分泌（分泌消化酵素）雙重功能的胰臟而言。近

圖3-1-1

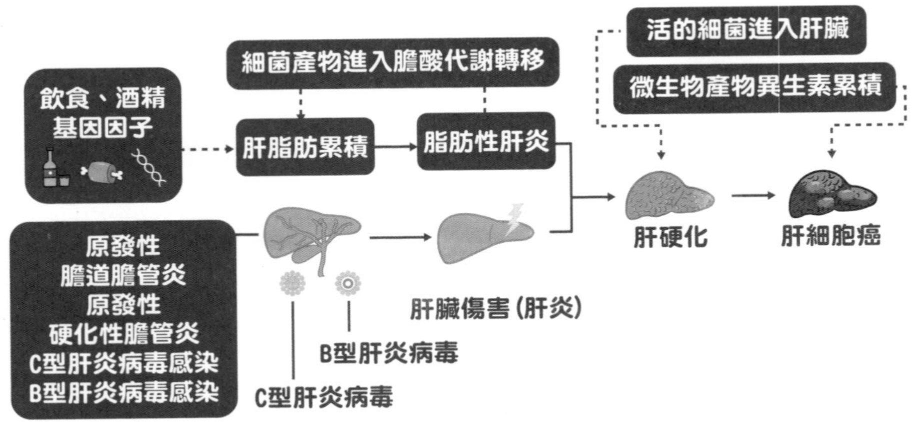

肝膽胰疾病病因的演進，以肝炎－肝硬化－肝癌為例，發炎是造成急慢性肝病的主因，過去主要以病毒感染為主，未來以代謝性病因造成的腸道生態失衡將愈來愈重要

年來，被稱為「癌王」的胰臟癌更成為病患夢魘和醫療人員的最大挑戰。此外，膽石症和自體免疫性疾病，包括：自體免疫肝炎、原發性膽道硬化症和自體免疫性或 IgG4 膽胰疾病等的發生率仍然相當穩定，不容忽視。

肝膽胰疾病治療與預防

在預防方面，疫苗接種仍是預防 A 型和 B 型肝炎最有效的方法。臺灣因其成功的疫苗政策成為全球防治 B 型肝炎的典範，C

型肝炎病毒的發現及其序列解析更獲得諾貝爾醫學獎，推動抗病毒療法的發展。高效的抗病毒藥物使得 C 型肝炎的根治（eradication）甚至根除（elimination）已成為預見的現實。

對於 B 型肝炎，目前的抗核苷酸口服藥物無法完全清除肝細胞內的 HBV-DNA，但在防止 B 肝進展到肝硬化或肝癌方面的成效，是有目共睹。目前仍有許多研究致力於開發，能夠清除嵌入肝細胞內 B 肝病毒 DNA 的藥物。隨著 B、C 型肝炎防治取得顯著成效，以及代謝性肝炎在全球範圍內的發病率逐漸上升，針對代謝性肝病的藥物開發已成為許多製藥公司的重點項目，部分新藥已獲得美國 FDA 的上市許可（圖 3-1-2）。

在膽胰疾病方面，藥物治療的進展相對有限。隨著內視鏡技術的改進和醫療器材（如支架）的創新，內視鏡治療在處理惡性腫瘤和發炎性疾病引流方面取得重大進展。除了傳統的經皮穿肝（percautaneous transhepatic）或經內視鏡十二指腸乳頭部（transpapillary endoscopic）方式外，內視鏡超音波（endoscopic ultrasound—EUS）引導下的治療亦大大提高成功率並降低併發症的發生。

在慢性胰臟炎的治療中，通過內視鏡取出結石或置放支架已成為常規治療。對於急性胰臟炎的局部併發症，如壞死或液體積聚，可通過引流或支架置放得到緩解。急性膽管炎除了抗生素和支

圖3-1-2

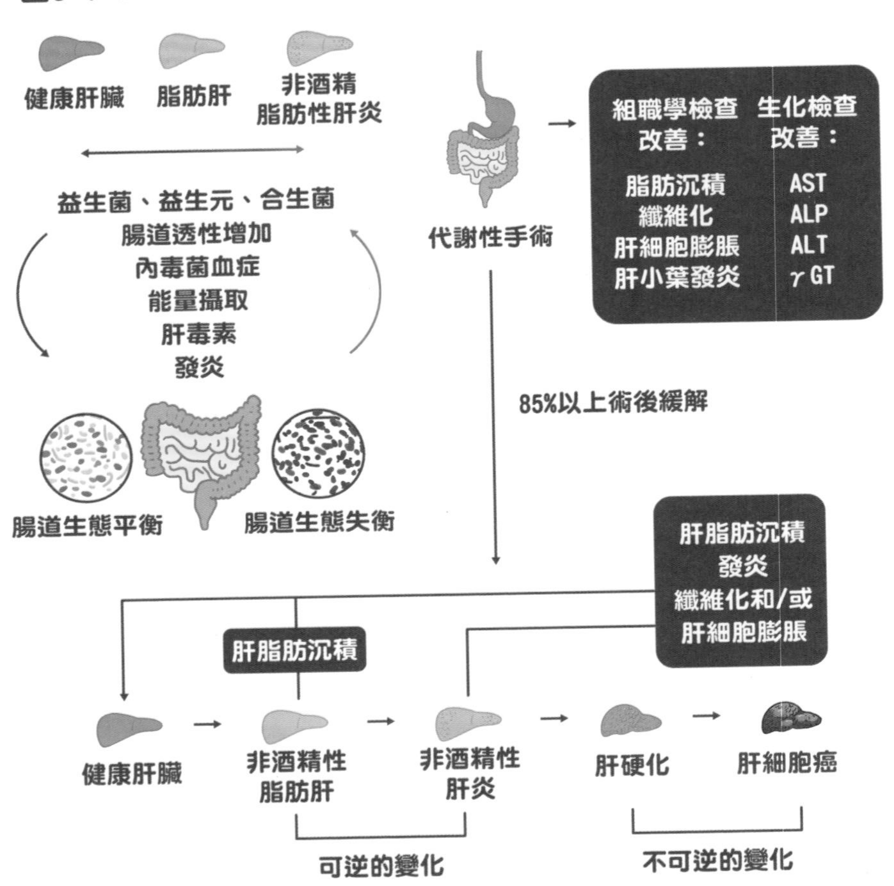

肝膽胰疾病治療與預防的演進，以肝炎為例過去病毒性感染為主，藥物和疫苗是治療和預防的主力，愈來愈多的代謝性肝病，除了減重手術外，藥物改變生活型變是主要手段，甚至因為腸道菌失衡造成的「代謝感染」，使得以腸道菌為主的治療和預防漸漸受到重視。

持性治療外，還可利用內視鏡膽道引流（EBD）、經皮穿肝膽道引流（PTBD）或內視鏡超音波引導下膽道引流（EUS-BD）達成治療目的。對於無法或不適合手術的嚴重急性膽囊炎患者，可選擇經皮穿肝膽囊引流（PTGBD）、內視鏡經十二指腸乳頭部膽囊引流（ETGBD）或內視鏡超音波引導下膽囊引流（EUS-GBD）。不同引流方式和支架類型在成功率和副作用方面各有特點，應基於患者情況選擇最適合的方法，還有醫師經驗以及實證醫學研究結果。

肝膽胰惡性腫瘤的治療

肝膽胰區域是惡性腫瘤的好發部位，以肝癌為例，對於局限性腫瘤除了手術切除外，微波或射頻消融也是可選擇的治療。近年來，標靶療法和免疫治療在多發性或全身性肝癌的治療中取得了突破，已被證實可延長患者存活期。而膽胰惡性腫瘤常因早期診斷困難而難以治療，尤其是胰臟癌更是難中之難。

透過新的治療策略，如先行化療後再手術，使原本無法手術的病例轉為可切除，從而提高生存率，但整體治療效果仍有待提升；放射治療包括中子治療、重粒子治療和質子治療在輔助治療作用已有初步報告，但仍需更多研究來確定肝膽胰惡性腫瘤治療中的確切角色。

新科技帶來框架外思考

人工智慧（AI）的快速發展，為肝膽胰疾病診斷和治療帶來新的機遇。利用多樣化的大數據，開發 AI 模型提高診斷準確率，並協助預測患者預後和未來疾病發生風險。隨著模型從單模態（unimodal）向多模態（multimodal）發展，能夠整合影像、檢驗數據、電子病歷、數位感應器收集的數據，甚至多組學數據，為個人化預防和精準醫療開闢了新天地（圖 3-1-3）。

圖3-1-3

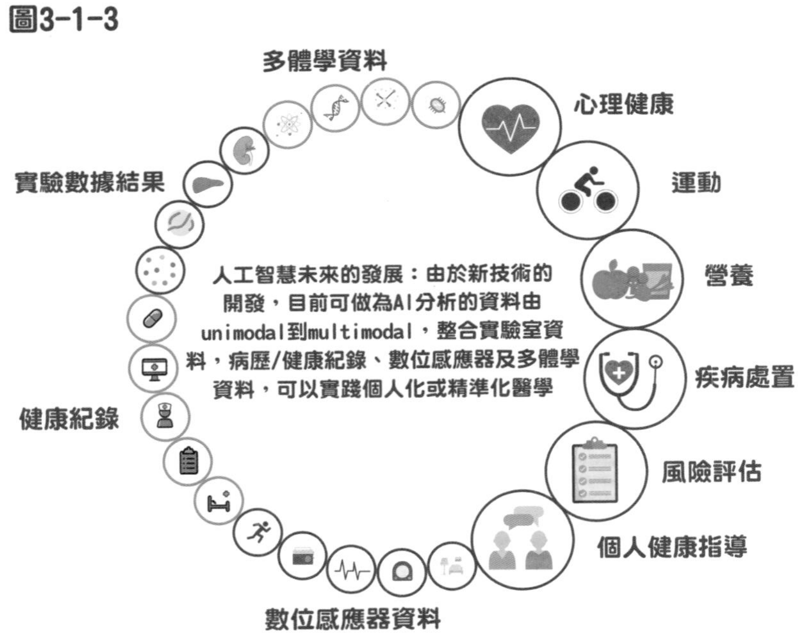

生成式AI的出現為醫療領域帶來革命性變化，不僅在醫師執照考試和問診方面表現優異，未來還有望成為醫師的得力助手（Co-Pilot）和患者個人健康顧問（Coaching）。

在蛋白質結構預測領域，AI的應用解決長期以來的難題。Google開發的AI蛋白質預測器Alphafold，特別是其第三版（Alphafold 3），能夠在幾秒鐘內對3D分子結構進行準確預測。這項技術不僅適用於蛋白質，還能預測DNA、RNA和小分子配體（ligand）的結構和相互作用，達到前所未有的「原子級精度」（圖3-1-4）。這一突破性進展為難以靶向的藥物，提供理性設計的可能，有望大幅縮短藥物研發時間並降低成本。除了藥物設計，這項技術在生物可再生材料醫學和基因技術等領域也帶來革命性的影響。

圖3-1-4

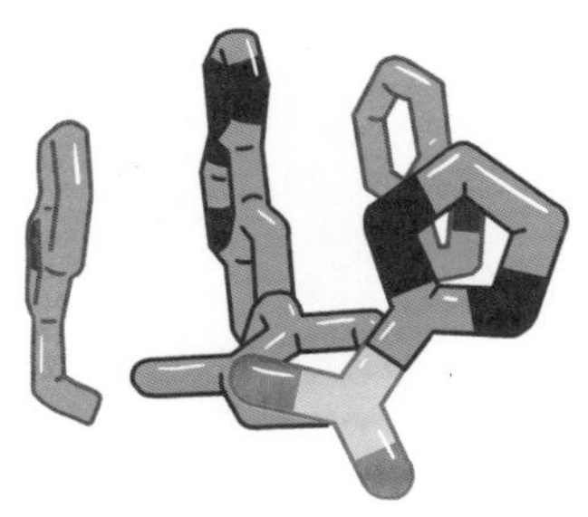

人工智慧所發展出來的蛋白質結構預測工具，可以精準預測蛋白質、DNA、RNA、ligands的3D結構及交互作用，將加速新藥物開發並減少花費

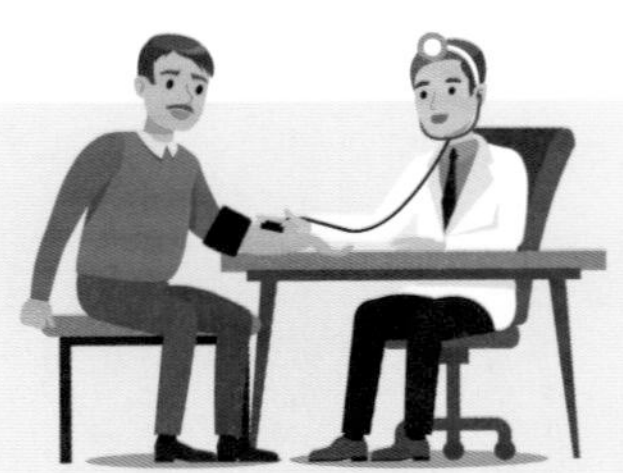

名醫診察室

幹細胞研究的進展，掀起細胞治療和再生醫療的熱潮外，對疾病的診斷和治療也有很大的衝擊。以胰臟疾病而言，過去需要整個胰臟器官移植，改成只要幹細胞或 β 細胞即可治療糖尿病。被視為次級基因體（secondary genome）的腸道菌，透過次世代定序、代謝體、培養體和無菌鼠，多體學和實驗動物學的進步，補足目前只重宿主初級基因體，也是精準醫學所不足的部分。

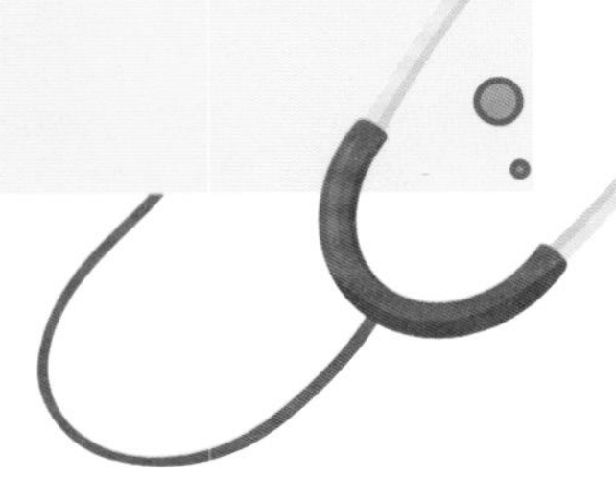

肝病三部曲
從肝炎、肝硬化到肝癌

• **高嘉宏醫師**
臺大醫學院臨床醫學研究所講座教授
臺灣消化系醫學會理事長
臺大醫院副院長

肝臟是個柔軟的器官，當肝臟持續發生發炎現象，使得肝臟細胞不斷壞死，而肝臟再生功能又趕不上壞死的速度，導致壞死細胞的地方遍佈疤痕組織（纖維組織），而慢慢在肝臟形成粗糙表面，就像月球或苦瓜表面一樣粗糙、變硬，就會變成「肝硬化」。從肝炎進行至肝硬化，再長出肝癌，這樣的肝臟生病過程就是肝病三部曲：肝炎→肝硬化→肝癌（圖 3-2-1）。

圖3-2-1肝病三部曲

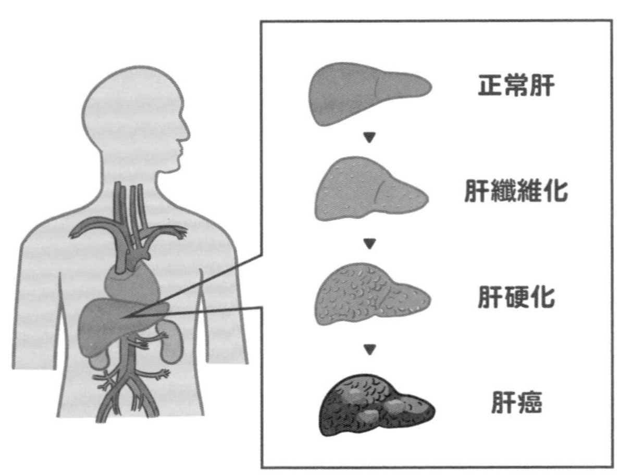

造成肝臟生病的原因

造成肝臟生病的原因很多，包括酗酒、藥物、中草藥、遺傳或是代謝性疾病等；不過在臺灣，臨床上最主要的肝病原因還是因 B 型肝炎及 C 型肝炎病毒所引起。B 型肝炎及 C 型肝炎是肝硬化或肝癌的危險因子，肝炎病人若沒有及時治療以改善肝臟發炎狀況，則最終 B 型肝炎病人約有 20%～40%會轉變成肝硬化或肝癌，而 C 型肝炎病人約有 20%進展到肝硬化，3～5%機會嚴重到變成肝癌。

肝病是臺灣的國病

據衛福部統計，臺灣每一年約有 11,000 名國人死於慢性肝病及其後遺症，其中約 7,000 名死於肝細胞癌。在國人常見死因中，慢性肝炎與肝硬化為第 12 位，然而肝細胞癌仍高居男性癌症死因之第 2 位，僅次於肺癌。在臺灣的慢性肝病中，七成是由 B 型肝炎病毒所造成，其餘則和 C 型肝炎病毒有關。然而 25% 的 B 肝帶原者和 30% 的 C 肝感染者，因無明顯症狀，而不知自身已有感染。

從肝炎進行至肝硬化

肝臟中存有一種名為「星狀細胞」的組織，一般正常功能是負責儲存維生素 A，但當因各種原因造成肝細胞破壞時，肝細胞會釋放出「細胞激素」活化星狀細胞，星狀細胞會因此分泌出「細胞外間質」，其中最常見的細胞外間質就是「膠原蛋白」。細胞間質中的膠原蛋白排列非常不規則，也不是透明的狀態，就像疤痕組織一樣。當這些膠原蛋白愈來愈多，就是肝臟纖維化的過程，逐漸地肝臟表面會凹凸不平、看起來就像苦瓜或月球表面一般，摸起來也會比較硬，即為肝硬化。

表3-2-1 肝硬化之Child～Pugh分期及分數

分數	1	2	3
血中白蛋白濃度（g/dL）	>3.5	2.8～3.5	<2.8
血中膽紅素值（mg/dL）	<2	2～3	>3
凝血酶原時間（INR）	<1.7	1.7～2.3	>2.3
是否有腹水及腹水嚴重度	無	輕度	中重度
是否肝昏迷及肝昏迷嚴重度	無	第一級或第二級	第三級或第四級

註：總得分 5~6 為 A 級（初期）；7~9 為 B 級（中期）；10~15 為 C 級（嚴重）

肝硬化是什麼

早期肝硬化並沒有明顯的自覺症狀，都是到了晚期出現併發症後，才驚覺有肝硬化存在。臨床上將肝硬化分成 A、B、C 三種病程發展（Child~Pugh 分期），主要是依照患者出現症狀來做分類，包括有沒有出現腹水？黃疸指數是否過高？白蛋白指數為何？凝血功能是否正常等，其中 A 期屬於代償期，而 B、C 期屬於代償失調期，此時也會開始出現明顯的症狀，愈到後期，對生命的威脅也就愈高（表 3-2-1）。嚴重的代償失調，只有肝臟移植一途，才得以保全性命。

如何防治肝硬化

早期的肝纖維化、甚至初期肝硬化都不會有明顯的症狀，腹部超音波是檢查肝硬化最方便的工具。臨床上有許多肝硬化病人就是沒有定期檢查，當出現肝硬化合併症時，通常已是很嚴重的晚期肝硬化了，因此提醒 B 型肝炎及 C 型肝炎病人一定要定期接受檢查，以期早期發現肝纖維化進展。

要預防肝硬化，最重要的就是要控制慢性肝炎。現在 B 型和 C 型肝炎都已經有藥可醫，95% 以上 C 型肝炎可治癒，B 型肝炎雖不能根除，但可以控制，因此如果本身被診斷出是 B 型或 C 型肝炎，務必要遵從醫囑，治療肝炎。當肝炎獲得良好的控制就能防止肝纖維化繼續惡化成肝硬化。

初期沒有症狀的肝纖維化或肝硬化，只要能排除造成的病因，就能有效降低肝硬化的發生風險，例如病毒性肝炎所導致的肝硬化，就必須將病毒清除；酒精性肝炎就一定要戒酒，以防止酒精繼續傷害肝臟。不過當肝硬化程度進展到出現合併症時，就是很嚴重的不可逆末期肝硬化。

從肝炎進行至肝硬化，再長出肝癌

臺灣每年因肝癌過世的人高達 7,000 人，且 7 成以上都與慢性 B 型肝炎或 C 型肝炎有關，可知 B、C 型慢性肝炎的確是造成病人罹患肝癌的隱憂。雖說如此，臨床上病人只要能在慢性肝炎階段作好份內之事，包括定期追蹤、遵從醫囑，就能有效預防或早期偵測肝癌的發生；而面對肝癌的積極態度則是要定期接受肝癌篩檢，以期「早期診斷，早期治療」。否則當出現肝癌症狀時 ，通常都是腫瘤已經很大的階段，在治療上就會多所侷限，預後也較差。

肝癌的治療

肝癌的治療選擇與肝癌之分期有關（表 3-2-2），0～A 期的治療方式有較多元的選擇，包括開刀切除、射頻消融術、肝臟移植等，平均 5 年存活率可達 6～7 成以上。B 期的建議治療方式為血管栓塞，阻斷血液供給腫瘤養分。C 期多已有血管侵犯或遠處轉移，目前以免疫治療合併標靶藥物為主要選擇。D 期屬末期肝癌，目前並無有效的治療方式，只能以支持性療法來改善患者生活品質。「早期診斷，早期治療」是肝癌高危險群必須建立的重要觀念！基本上 3 公分以下的腫瘤，根治機率相當大，但超過 5 公分的腫瘤或超過 3 顆腫瘤時，治療效果就沒那麼好。

表3-2-2 肝癌的BCLC分期

BCLC分期	生活功能	腫瘤大小	Child～Pugh分數
0期（非常早期）	0	單顆且大小≦5公分 3顆且每顆大小≦3公分	A
A期（早期）	0	單顆且大小≦5公分	A～B
B期（中期）	0	大型，多發性	A～B
C期（後期）	1～2	血管侵犯或肝外轉移	A～B
D期（末期）	3～4	任何大小	C

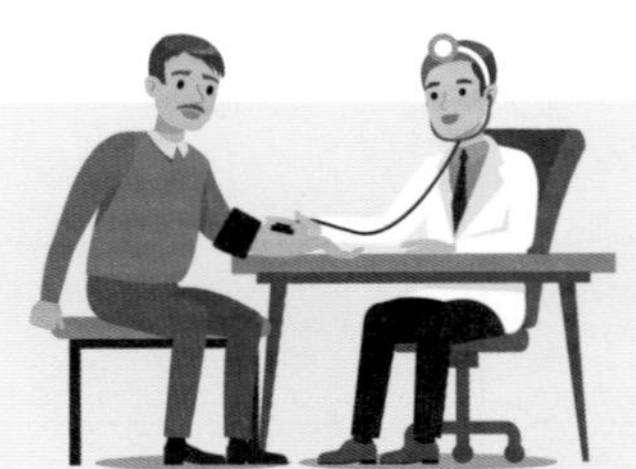

名醫診察室

「肝若好，人生是彩色的；肝若壞，人生是黑白的」，肝臟是一個無聲的器官，只能靠平時多加照顧，才能免於肝病三部曲（肝炎、肝硬化到肝癌）的威脅。慢性肝病的病友，每半年應接受一次抽血檢驗腫瘤標誌、及接受超音波檢查，確保肝臟健康，千萬別等到肝臟發出怒吼才來後悔，這時候肝臟的狀況可能已經一去不回頭了！

當臺灣的 B 型及 C 型肝炎逐步受到控制後，其他的肝病如代謝異常脂肪肝病、藥物和酒精相關肝病便蠢蠢欲動。未來應加強國人建立良好生活飲食和用藥習慣，方能使臺灣人民享有彩色的人生。保健肝臟的三大要訣是「保持規律生活，維持旺盛體力和攝取均衡營養」，期望大家共同努力，打造一個免於肝病三部曲威脅的新世代。

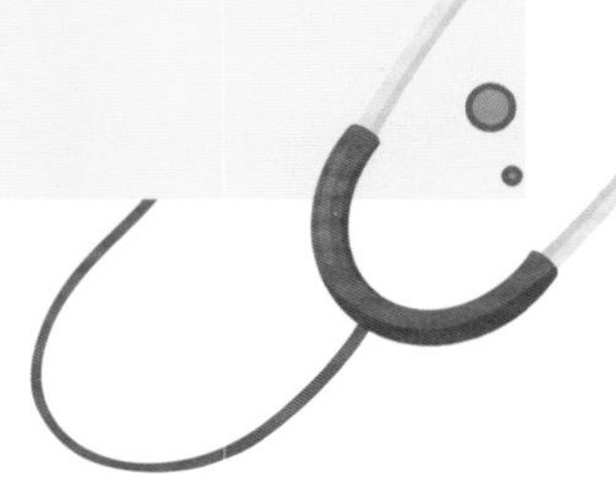

全面防治策略
透視 C 型肝炎治療的過去、現在、未來

• **余明隆醫師**
高雄醫學大學 校長
國立中山大學醫學院 講座教授
高雄醫學大學醫學院 講座教授
高雄醫學大學附設中和紀念醫院肝膽胰內科 主治醫師

C 型肝炎是由 C 型肝炎病毒（HCV）感染肝臟所引起的疾病。其主要傳播途徑為血液接觸，尤其是透過不安全的注射方式，如共用注射針頭或器具、輸血或接觸受污染的醫療器具等。在某些情況下，高風險性行為也會導致傳播。感染 HCV 後，約有三成患者能自然痊癒並清除病毒，大約 7 成患者會演變為慢性感染，成為慢性肝炎患者。大多數慢性感染者初期並無明顯症狀，長期感染後才出現顯著肝功能異常和肝病症狀，約 1/4 的患者在感染數十年後惡化為肝硬化或肝癌，成為嚴重威脅人類健康的隱形殺手。

C 型肝炎治療的革新

隨著醫學科技的進步和全球對根除 C 型肝炎的共識，其治療方式正經歷歷史性的轉變。C 型肝炎治療不斷演進，過去 C 型肝炎的治療主要依賴干擾素與雷巴威靈（Ribavirin）的雞尾酒療法，需要 24～48 週的療程。此方法效果中等且適用範圍有限、副作用也嚴重；在 2003～2017 年的 15 年間，臺灣僅治療 9 萬人，其中約有 6 萬人康復，成效有限。

現今，全口服直接作用抗病毒藥物（DAAs）徹底改變 C 型肝炎的治療方式。DAAs 不僅療效卓越，治癒率超過 95% 且副作用極低，幾乎所有患者都能接受並有效治療，治療週期也大幅縮短至 8～12 週。隨著時間推移，治療成本逐漸降低，惠及全球更多患者；在 2017-2023 年的 7 年間臺灣就成功治療 16 萬人，幾乎全部康復，成效顯著。

全球消除 C 型肝炎

2016 年，世界衛生組織（WHO）發布一項全球戰略，獲得所有成員國的認可。該戰略制定到 2030 年減少病毒性肝炎死亡率 65%、發病率 90% 的目標；為實現這一目標，需要全球協調合作，包括提高對 C 型肝炎的預防和治療意識，加強醫療基礎建設，並提供更多治療資源。

2022 年，WHO 更新 HCV 感染控制指南，提出簡化服務和診斷，以及推動青少年和兒童治療的新建議。關鍵建議包括簡化服務模式，如外展門診和就地醫療，以及簡化 C 型肝炎病毒的現場測試流程，加快診斷和監測。

臺灣醫療的積極行動

臺灣政府成立了國家 C 肝辦公室，積極推動 C 型肝炎的治療和防控工作（圖 3-3-1）。其願景是消除 C 肝，超越世衛組織的目

圖3-3-1

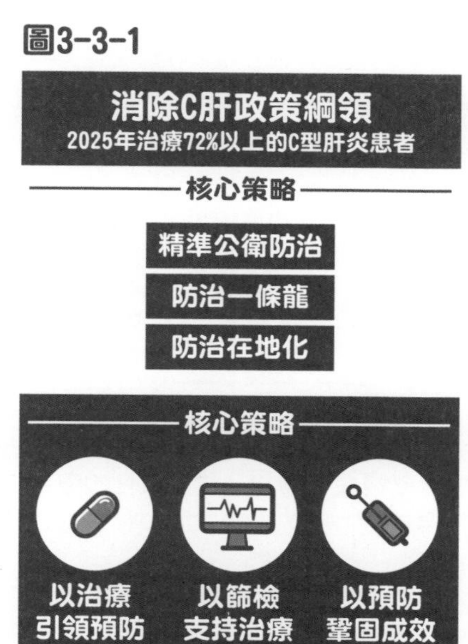

標，計劃在 2025 年達成消除 C 肝的目標。主要策略包括以治療引領預防、以篩檢支持治療、以預防鞏固成效。具體措施包括：全民健保給付 C 型肝炎的診斷、DAA 藥物及治療監測費用；推動 45～79 歲國民免費 B、C 型肝炎篩檢；與醫療院所及非營利機構合作進行宣導；擴展治療覆蓋範圍;發展 C 型肝炎微根除模式，針對高危險群提供全面便捷的診療（表 3-3-1）。

表3-3-1 需要篩檢C型肝炎的族群

1	40~80歲成人
2	藥物毒癮者
3	監獄受刑人
4	C型肝炎高盛行區居民
5	洗腎患者
6	糖尿病患者
7	心血管疾病患者
8	危險性行為者
9	肝功能指數異常者
10	具C型肝炎家族史者
11	曾經接受輸血、開刀、或侵入性檢查或處置的患者

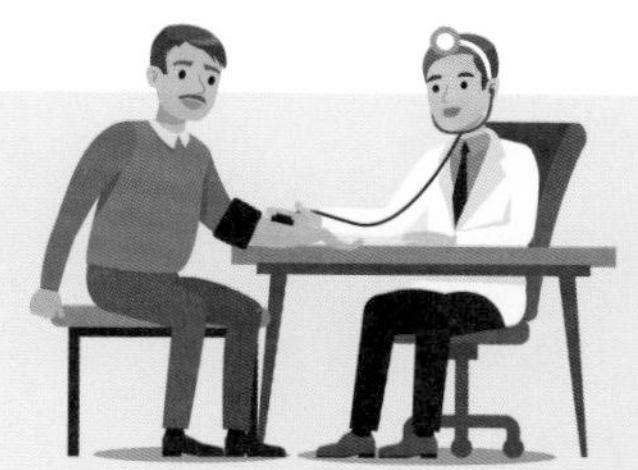

名醫診察室

隨著臺灣醫療技術的不斷進步和對 C 型肝炎防治的持續投入，我們有充分的信心能在 2030 年之前實現 C 型肝炎的消除目標。對於民眾來說，只需進行一次簡單的抽血檢查，就能了解自己是否需要接受治療。若確實需要治療，僅需 8 至 12 週的口服藥物療程，即可根除 C 型肝炎病毒（Hepatitis C virus, HCV），改善肝臟功能，提升生活品質，減少併發症的發生，並延長壽命。在這最後一哩路上，呼籲大家捲起袖子，積極參與篩檢、治療和監測的全面過程（圖 3-3-2），正如專家所言「現在人類歷史上可以預見，C 型肝炎病毒感染的威脅已經大幅減少，並且很快就會被根除」。

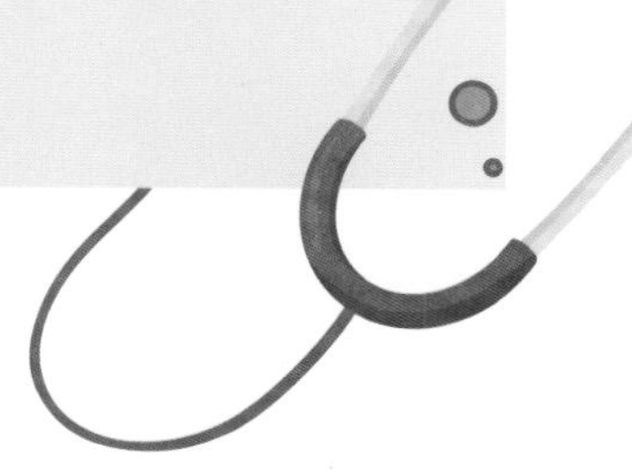

圖3-3-2

政府機構　愛肝組織　民間團體

制定政策　協助規劃　參與執行

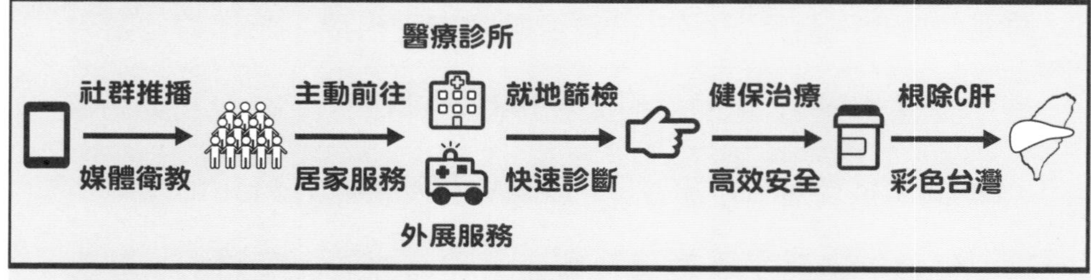

臺灣邁向消除C肝的最後一哩路

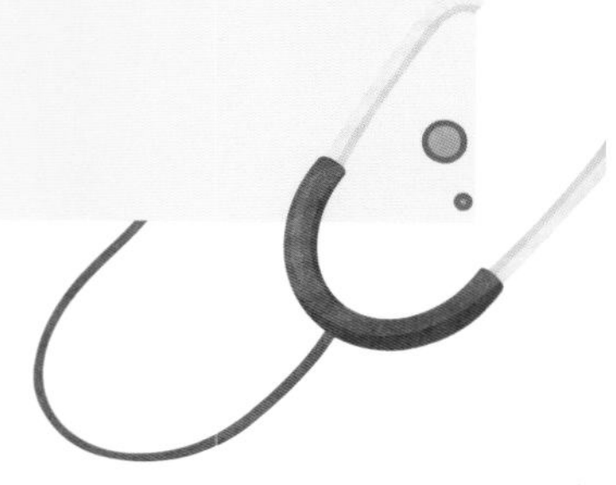

酗酒問題大
綜觀酒精性肝病導致肝臟病變

• **趙有誠醫師**
慈濟大學醫學院教授
臺北慈濟醫院院長
臺北慈濟醫院胃腸肝膽科主治醫師

長期過量飲酒，對肝臟健康的影響不容忽視。研究表明，男性若每天攝取 60～80 公克酒精，或女性每天 20 公克以上酒精，持續超過 20 年將顯著增加患上肝纖維化或肝炎的風險，幅度高達 6%～41%；而女性似乎比男性更易受酒精傷害，即便攝取較少量的酒精，也可能導致肝臟病變。這種性別差異可能源於女性通常體型較小，或其他尚未完全明確的生理因素。因此，無論男女都應謹慎控制長期飲酒量，以保護肝臟健康。

酒精性肝病成因

酒精性肝病（alcoholic liver disease）顧名思義就是，長期且大量喝酒後產生的肝臟病變。大量喝酒一段時間後，幾乎每個人都會發生脂肪肝（fatty liver），而這種變化是可逆的。雖然 90%的酗酒者都會有脂肪肝，其中約有 10%～35%的酗酒者會進一步產生比較嚴重的酒精性肝病，據估計 10%～20%會演變成肝硬化（alcoholic liver cirrhosis），其他人則有程度不一的肝纖維化而不自知。

肝臟疾病類型

酗酒後的肝病變包括脂肪肝、酒精性肝炎、肝纖維化，終至肝硬化。脂肪肝是指肝細胞內堆積了過多的脂肪酸，在顯微鏡下可以看見脂肪泡。酒精進入人體後的代謝過程會產生 NADH，進而導致脂肪酸生成增加，並在肝細胞內合成三酸甘油脂（triglyceride）。這種變化在停止飲酒後，仍是可逆轉的。

臺灣人發生典型酒精性肝炎的比例較低，但酗酒者不論是西方人或亞洲人，不必然需要經明顯「酒精性肝炎」的過程，依舊會逐漸發生肝臟纖維化，而後嚴重至肝硬化。肝硬化（cirrhosis of liver）就是肝細胞壞死、肝纖維化的最終結果，嚴重時會導致多種併發症，部份病人還可發生肝癌。

長期酗酒的肝風險

某些基因多型性與酗酒後的肝傷害相關聯，但至今尚未證實哪種「特異的基因多型性」確實與肝傷害有直接對應或緊密連結，所以「少喝酒」才是上策。別自以為是天選之人，酗酒後就不會發生肝傷害，因為去醫院檢查身體時，ALT／AST／GGT 的肝指數雖是正常的，並不代表健康的全貌。

根據醫學文獻及研究，長期酗酒不可能對身體完全沒有傷害，只是每個人傷害發生的器官不盡相同，不可不慎。驗血報告無法即時反應身體是否處於真實受傷，若等到報告明顯「不好」時，都屬為時已晚甚至需要肝移植才能救命的程度。

治療酒精性肝病

酒精性肝病的治療，最重要是停止對肝臟繼續傷害，「戒酒」是最有效的方式。「一手拿酒杯、一手找解藥」是完全不合邏輯的情況，倘若發現自己或親人有像李白「舉杯邀明月，對影成三人」般「自飲」行為（self-drinking），正是酗酒的其一徵兆。

虔誠的宗教信仰對戒酒有重要幫助，酗酒類似毒癮，可惜目前尚無良好有效的戒酒藥物，需主靠自己的毅力與家人的鼓勵陪伴。長期酗酒者常有多種健康疾病，需有專業醫師協助診斷與治療。

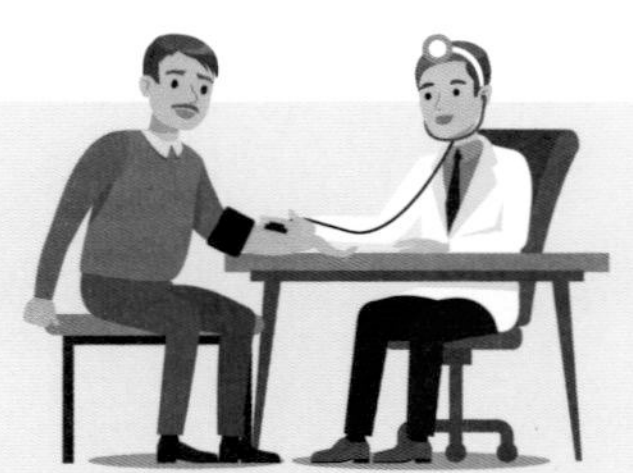

名醫診察室

酒癮與毒癮本質相同，但酒精的取得遠比毒品容易。過度飲酒對身心健康的危害不容小覷。在社交場合中，應當謹慎控制飲酒量、切勿過度。體會「滴酒不沾，永保平安，能少就少，身體是寶」的飲酒智慧，而香菸、酒精和檳榔都不應該成為健康生活或社交應酬的項目，考慮以茶代酒，就是更健康的選擇；尤其「自飲」行為常是酗酒的前兆，因此自我約束尤為重要。適度飲酒才是珍惜健康的明智之舉，共同營造不依賴酒精的健康社交環境，為自己和他人的福祉負起責任。

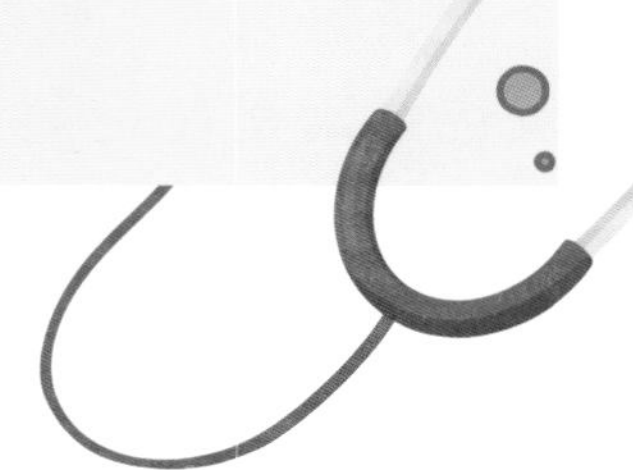

擁有健康肝臟
認識肝癌的昨日、今日、明日

• **許金川醫師**
臺大醫學院名譽教授
財團法人肝病防治學術基金會董事長

肝病號稱是我們的國病，而肝癌更是長久以來男性癌症死因的第一名，女性癌症死因的第二名。直至近年來由於醫療的進步及全民的努力，肝癌才退居為第二名。在日據時代，根據醫學文獻記載，病房內就有很多肝硬化及肝癌末期的病人，大都是肚子大、皮膚黃、人消瘦，通常住院不到幾個月就往生。

時至今日，這種末期肝癌的病人已越來越少見，而肝癌的病友也通常是在定期追蹤或體檢意外發現的，肝癌的大小也都是小小的，可以治療的。可能再經過幾十年後，肝癌病人可能就少之又少，很可能成為罕見疾病了。因此，縱觀過去 50 年及未來 30 年的變化，大概可以用幾句輕鬆的話語來形容肝癌的演變：肝癌的昨日：「人皆有肝癌我獨無！」；肝癌的今日：「我有兩粒，你有幾粒？」；肝癌的明日：「粒粒皆辛苦！」

肝癌的昨日：人皆有肝癌，我獨無

數十年之前，肝癌（圖 3-5-1）太普遍，左鄰右舍、親朋好友罹患肝癌而往生者比比皆是，萬一只有你沒有，可能會自我慶幸一番：「人皆有肝癌，我獨無！」例如國父因肝內膽管癌去世，陳誠副總統、陳水扁的父親、民歌手薛岳，乃至武俠小說作者金庸皆因肝癌過世。

因為在幾十年之前，肝癌無法早期發現，超音波未出現，電腦斷層、核磁共振都尚未問世，而肝臟內部沒有痛覺神經，等到不舒服再求醫，通常是肝癌末期，能手術切除者屈指可數。

圖 3-5-1

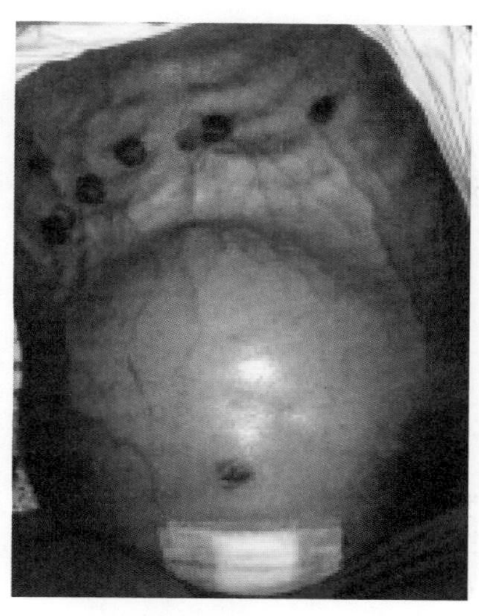

典型的末期肝癌病人，黃疸，消瘦，肚子大。肚皮上黑圈是拔罐痕跡。

肝癌的今日：我有兩粒，你有幾粒

這種狀況在民國 70 年代左右開始慢慢轉變：一、首先是即時顯像腹部超音波（real time ultrasound）的出現，超音波的解析度大幅進步，同時可快速呈現不同切面，可發現小至 1 公分的肝癌，因此，肝癌早期發現不再是夢（圖 3-5-2）。

二、檢驗血液中胎兒蛋白可以早期發現肝癌，雖然 3 公分以下的小型肝癌，胎兒蛋白不一定會增加，甚至末期的肝癌也有 15%

圖 3-5-2

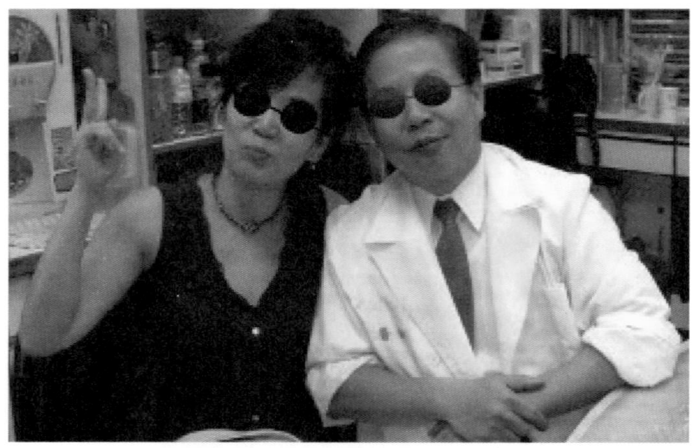

左為 X 女士 25 歲時因家族性肝癌接受超音波篩檢，發現肝臟有二顆小腫瘤，一個二公分一個一公分，手術至今 39 年了，仍然青春美麗，但手術的醫師多年前就往生了。
右為許金川醫師。

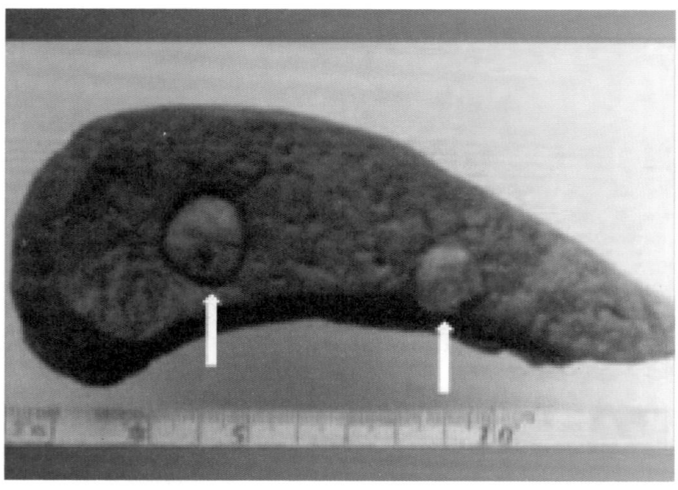

手術切除病理標本。

胎兒蛋白是正常的，但總算有一個簡便的抽血檢驗方法可以早期檢出肝癌。

三、電腦斷層及核磁共振掃描的發明，可以精確判斷腫瘤的性質。

四、肝硬化及肝癌的禍首—B 型及 C 型肝炎病毒先後被發現：B 型肝炎病毒在民國 70 年代被發現與慢性肝炎、肝硬化、肝癌有關，而且被證實會經由母子傳染，造成家族感染及家族性肝癌。在民國 78 年，C 肝新型肝炎病毒也被發現是造成肝硬化、肝癌的另一個元凶。

五、B 肝疫苗的研發及新生兒 B 肝疫苗注射，讓新生一代臺灣人（新臺灣人）免除 B 肝的威脅。民國 73 年，臺灣肝病醫學的鼻祖宋瑞樓教授及行政院政務委員李國鼎先生，開始在臺灣推動對 B 型肝炎帶原母親生的新生兒注射 B 肝疫苗；民國 75 年全面對新生兒注射 B 肝疫苗。因此，將 B 肝帶原率由成人 15～20%，降低為新一代「新臺灣人」的 1%左右，使新生一代的國人不再受 B 型肝炎、肝硬化及肝癌的威脅。

六、透過民間團體（例如肝病防治學術基金會）的大力宣導活動，免費幫民眾做腹部超音波及抽血做 B、C 肝的檢查。民眾對對肝硬化肝癌的知識提高，定期受檢的民眾也大幅提升，因此發現的肝癌大多是小小的，大都在 3 公分以下，可能　一粒或兩粒，而通常也都可治療。也因此得肝癌的病友常常會互相比較調侃：「我有兩粒，你有幾粒？」

七、B、C肝炎藥物的研發，使B肝病友有藥物可以控制，避免進行到「肝炎、肝硬化、肝癌」三部曲；而C肝藥物首先有注射的干擾素研發出來，但療效不佳，副作用大，而近年來，幾乎無副作用的口服C肝新藥問世，治療率達99%，且近年來也納入健保可免費使用。

八、近年來，政府也加強B、C肝的防治工作，推動全民B、C肝炎檢驗。

九、最重要的是肝癌治療的進步。早年發現肝癌只有手術切除一途，如果肝癌太大或部位太深，不能切除就無計可施。1980年代左右，血管栓塞治療發展出來，可以將腫瘤血管堵住，讓肝癌因缺乏養分而壞死，也救了不少肝癌病人。之後局部治療也發展出來，先開始有無水酒精注射治療，但只能用在1～2公分左右的腫瘤，幾年之後，電燒或冷凍療法出現，利用超音波指引或電腦斷層指引，可以將5公分以下的肝腫瘤消滅，如果腫瘤3公分以下，治療效果與手術治療相去不遠。必要時也可以雙管齊下，栓塞治療加上電燒治療加強療效。

如果肝硬化厲害，上述方法不適合，也可以選擇肝臟移植，換一個好肝，避免肝癌一再復發的風險。此外，可以將放射同位素鈺 90 做成微球，打入肝動脈內，停留在肝腫瘤中，慢慢殺死癌細胞。也可以體外電療，或以最新的質子或重粒子治療。

最近十幾年又有標靶藥物治療開發出來，如蕾莎瓦、樂衛瑪等，但療效有限，平均延長生命 2～3 個月，副作用也不小。最近幾年的突破就是免疫治療，或免疫治療加標靶治療，健保也已有條件給付，有些病人可以長期存活，是末期肝癌治療上的一大突破。

肝癌的明日：粒粒皆辛苦

也許再經過三、四十年之後，舊臺灣人（民國 73 年以前出生者，尚未有 B 肝疫苗注射）逐漸凋零，新臺灣人（民國 73 年以後出生，出生時有注射 B 肝疫苗）上來，肝癌就可以大大減少，肝膽科的醫師也不用那麼辛苦。但別高興得太早，因為新臺灣人仍有 1% 因種種原因成為 B 肝帶原者，因為可能 B 肝帶原的母親病毒量太多，新生兒即使打了 B 肝疫苗甚至注射了免疫球蛋白，仍然感染到 B 型肝炎而成為帶原者，這些人是肝癌的高危險群。但也許在那個時候，肝膽科醫師會感嘆「粒粒皆辛苦」，因為要發現一個肝癌的病人實在太不容易了！

消滅肝病的最後一哩路：全民「超」起來

雖然目前肝癌已退居為癌症死因第二名，但目前臺灣每年仍有7000多人死於肝癌，其中最大原因是很多人不知道要定期做腹部超音波檢查，發現肝癌時為時已晚，因此肝基會四年前開始推動「全民腹超運動」（圖3-5-3）——即40歲以上的「舊臺灣人」每年至少要做一次腹部超音波檢查，而有B、C肝的民眾則至少半年要做一次，萬一有肝癌才能早期發現、及早治療。

圖3-5-3

全民腹超運動
早晚發現肝癌
消滅肝病最後一哩路：全民腹超運動
你今年超了沒！

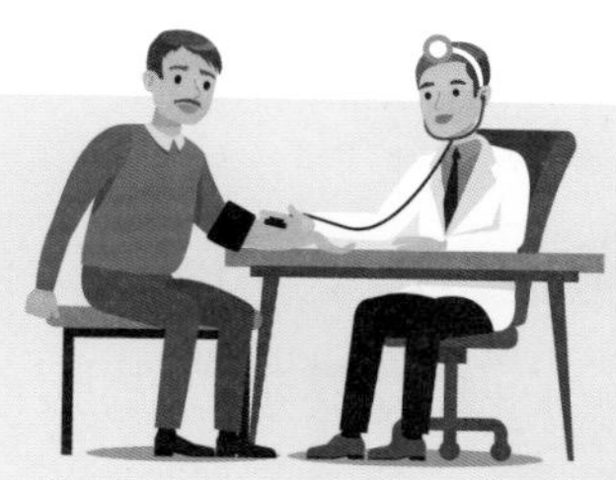

名醫診察室

目前在臺灣，40 歲以上的舊臺灣人有不少人沒有打過 B 肝疫苗，但有了 B 肝表面抗體或核心抗體，這些人事實上以前都感染過 B 肝，只是後來自己產生了抗體，肝臟或多或少有了變化，發生肝癌的機率比一般人高。此外，民國 73 年以後出生的「新臺灣人」仍有 1% 左右為 B 肝帶原者，這些人是肝癌的高危險群，一定也要定期抽血及做腹部超音波檢查。換言之，唯有積極推動「全民腹超運動」，才能讓國人早日免於肝癌的夢魘。

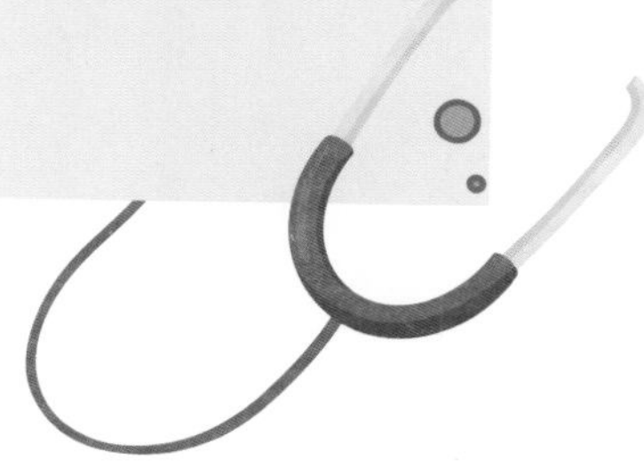

挑戰新進展

從標靶到免疫藥物治療肝癌新境界

• **許駿醫師**

臺大醫學院腫瘤醫學研究所特聘教授

臺大醫學院副院長

臺大醫院癌醫中心分院主治醫師

根據美國肝病醫學會建議，目前臨床診斷標準簡化肝癌的診斷流程。對於高危險族群，尤其是已經有肝硬化的患者，僅依靠影像學檢查就能確診肝癌，無需進行肝臟切片或穿刺等侵入性檢查。值得注意的是，慢性 B 型肝炎帶原者即使沒有肝硬化，也屬於簡化診斷標準的適用範圍。這種非侵入性的診斷方法不僅降低患者的風險和不適，還提高診斷的效率和可接受度。

肝癌指診斷新挑戰

由於絕大多數的肝細胞癌（簡稱肝癌）為肝硬化患者，加上肝腫瘤的特殊解剖學及影像特徵，肝癌是極少數可以不經由侵入性檢查，僅憑影像學就清楚鑑別診斷的癌症。近年來情況有些變化：B 型肝炎疫苗全面接種，以及各種抗病毒治療的進步，使得病毒性肝炎引起的肝癌可望逐漸減少；即使不幸發生肝癌，病患的肝硬化程度也比較輕微。

此外，其他原因（例如脂肪肝以及其他代謝症候群）造成的慢性肝病是未來導致肝癌重要的危險因子。因此，若經醫師評估肝臟切片檢查造成併發症風險較低，也會鼓勵進行肝臟切片得到確定的病理診斷，希望更精確評估肝癌的特性及選擇後續的治療。

肝癌新藥研發挑戰

一般抗癌新藥在最早期的人體試驗，都需要選擇身體狀況相對穩定，但已無標準治療的癌症病患。有慢性感染例如病毒性肝炎，或是肝硬化合併肝功能異常的病患都會被排除在外。新藥開發者如果擔心藥物有肝臟毒性，也不願意一開始就冒險給肝功能異常的病患嘗試。

在進入標靶治療，精準醫學的新藥研發時代，新藥經常是針對某特定的癌細胞基因或訊息傳遞路徑異常發展出來。僅由臨床診斷確診的肝癌病患，沒有腫瘤組織來驗證是否具備這些基因特性，也就沒有加入新藥評估的機會。在漫長抗癌新藥發展歷程，肝癌病患常連進門的資格都沒有；有資格進門的時候，也多半是在新的藥物或處方已在其他癌症驗證療效與安全性之後，才針對肝癌病患進行研究。

治療肝癌的整合團隊

目前國際最常用的肝癌分期是由西班牙的專家發展的（radiofrequency ablation，RFA）系統。此系統根據肝臟內腫瘤的大小、數目、是否侵犯肝臟內的重要血管，是否已產生肝外轉移，以及病患的身體狀況和肝功能等作為分期的判斷標準。

過去把肝癌的自然病程，想像成從早期到中期到晚期的線性發展過程。所謂的多專科團隊治療，大致上就是：早期病患用手術或射頻消融術（radiofrequency ablation，RFA）治療；中期用經動脈栓塞治療；晚期用藥物治療，彼此沒有太多重疊或合作空間。現在已有多個研究顯示：針對不同期別的肝癌，結合局部治療以及全身性藥物治療，有機會提升療效。不同專科之間的對話與合作默契，亦變得越來越重要。

此外，在實證醫學的時代，選擇治療應根據由嚴謹設計的臨床試驗所得到的療效與安全性數據，並特別注意判讀這些試驗結果與如何應用於真實世界的臨床照護。

肝癌的標靶治療

標靶治療新藥開發的理想，是先鎖定癌細胞中調控生長、癌化或是產生抗藥性的可能分子機轉或基因突變，針對其結構或是活性，設計具有專一性的藥物，再透過臨床試驗證實療效。多年來，儘管已知肝癌細胞有許多調控細胞癌化或抗藥性的基因變異，以及異常細胞訊息傳遞，卻始終找不到可主宰肝癌細胞的生長或癌化過程的關鍵分子機轉（一般稱作 driver mutations）。因此，在開發新治療的過程中，常借用在其他癌症開發、專一性較差的標靶治療藥物，來探索在肝癌的療效。

過去十多年，經由大規模和隨機分配的臨床試驗，證實在無法手術切除或進行其他局部治療的肝癌中有效的抗癌藥物，共同作用機轉之一都是抑制腫瘤血管新生，特別是抑制血管內皮細胞生長因子（vascular endothelial growth factor）訊息傳遞的活性。這些抑制腫瘤血管新生的標靶治療藥物（簡稱血管新生抑制劑）已獲得上市許可，主要的療效指標就是延長病患整體存活時間。

使用血管新生抑制劑治療晚期肝癌，有幾個問題值得關注。首先，藥物雖然能延緩腫瘤惡化，改善病患存活時間，但只有少數病人在藥物治療後腫瘤明顯縮小，因此改善腫瘤相關症狀的效果有限；其次，藥物抑制腫瘤血管新生的程度與臨床療效的關係不明確；最後，慢性肝病或肝硬化的患者，對藥物副作用耐受性較低，需要特別注意劑量調整。

肝癌的免疫藥物治療

癌症免疫療法到目前為止應用最廣泛的是「免疫檢查點抑制劑」(immune checkpoint inhibitors)，包括 anti-PD1/ anti-PD-L1/ anti-CTLA4 等。這是抗癌藥物發展史上首次證明針對免疫細胞的訊息傳遞路徑，設計專一性的調控劑來產生臨床有意義的抗癌療效。在晚期肝癌的免疫藥物治療臨床試驗初期，針對先前接受過 sorafenib 標靶藥物治療的肝癌病患，發現單獨使用 anti-PD1 免疫藥物治療，大約 15%病患的肝腫瘤達到「部分緩解」，其維持療效的時間平均超過半年，這比過去單獨以標靶藥物治療肝癌的時代有約 5～10%的緩解率、平均維持 3～4 個月的腫瘤穩定等狀況要好得多了。

由於 anti-PD1 單一藥物治療，具有潛在療效而且副作用相對輕微，因此各家藥廠努力開發併用藥物治療處方，希望進一步提升療效。晚期肝癌試驗主要的併用策略是使用 anti-PD1 或 anti-PD-L1 免疫藥物，加上血管新生抑制劑或是加上 anti-CTLA4。截至 2024 年 9 月，已有下列處方被證實，相較於單獨使用標靶藥物，這些藥物組合可改善晚期肝癌病患的存活時間：atezolizumab（anti-PD-L1 免疫藥物）+ bevacizumab（血管新生抑制劑），durvalumab（anti-PD-L1 免疫藥物）+ tremelimumab（anti-CTLA4 免疫藥物）， 以及 nivolumab（anti-PD1 免疫藥物）+ ipilimumab（anti-CTLA4 免疫藥物）。Atezolizumab + bevacizumab 與 durvalumab + tremelimumab 等兩處方已得到美國 FDA（Food and Drug Administration）與歐盟 EMA（European Medicines Agency）核准上市，臺灣自 2023 年 8 月起全民健保有條件給付 atezolizumab + bevacizumab 作為晚期肝癌的第一線藥物治療（表 3-6-1）。

這些新治療增加存活時間，也提高腫瘤緩解的機會，甚至少數病患可長期存活。有許多研究嘗試將新處方應用於更早期的肝癌病患，希望進一步提高治癒肝癌的機會。但需要注意新處方產生的副作用，例如 bevacizumab 可能增加出血風險，ipilimumab 可能增加肝臟發炎風險等。這些新治療相當昂貴，顯示臨床應用對於整體醫療資源的影響，是全民需要共同面對的問題。

表3-6-1 用於治療肝癌的標靶治療藥物及免疫治療藥物

	藥品學名/臺灣商品名	關鍵作用機轉	重要試驗結果
標靶治療藥物	Sorafenib/蕾莎瓦	血管新生抑制	晚期肝癌第一線
	Lenvatinib/樂衛瑪	血管新生抑制	晚期肝癌第一線
	Regorafenib/癌瑞格	血管新生抑制	晚期肝癌第二線
	Cabozantinib/癌必定	血管新生抑制	晚期肝癌第二線
	Ramucirumab/欣銳擇	血管新生抑制	晚期肝癌第二線
	Bevacizumab/癌思停	血管新生抑制	併用免疫藥物治療於 （1）晚期肝癌第一線 （2）接受手術或射頻消融術後之輔助治療 （3）併用經動脈血管栓塞治療於中期肝癌
免疫治療藥物	Atezolizumab/ 癌自禦	Anti-PD-L1	併用bevacizumab治療於 （1）晚期肝癌第一線 （2）接受手術或射頻消融術後之輔助治療
	Durvalumab/ 抑癌寧	Anti-PD-L1	（1）併用tremelimumab治療於晚期肝癌第一線 （2）併用bevacizumab與經動脈血管栓塞治療於中期肝癌
	Pembrolizumab/吉舒達	Anti-PD1	晚期肝癌第二線
	Nivolumab/ 保疾伏	Anti-PD1	併用ipilimumab治療於 （1）晚期肝癌第一線 （2）晚期肝癌第二線
	Ipilimumab/ 益伏	Anti-CTLA4	併用nivolumab治療於 （1）晚期肝癌第一線 （2）晚期肝癌第二線
	Tremelimumab/ 抑佳妥	Anti-CTLA4	併用durvalumab治療於 （1）晚期肝癌第一線

肝癌免疫療法的突破性進展

近年來，多項臨床試驗深入探討免疫藥物治療，在較早期肝癌患者中的應用前景。最新研究結果包括：對於接受手術或射頻消融術的肝癌患者，術後給予一年的 atezolizumab 與 bevacizumab 聯合療法可顯著延遲腫瘤復發，延長無腫瘤復發的存活時間。

此外，針對中期肝癌患者，相較於單獨使用經動脈栓塞治療如果併用栓塞治療與藥物治療（包括 durvalumab + bevacizumab 或 pembrolizumab + lenvatinib 等處方），可明顯延長患者的「無疾病惡化之存活時間（ progression-free survival ）」。這些突破性進展為肝癌患者帶來新的希望，同時指出未來治療策略的方向。

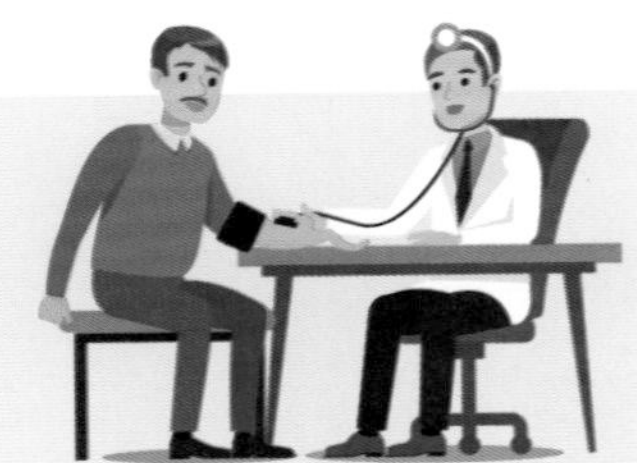

名醫診察室

藥物治療若能增加腫瘤縮小的機會，不僅讓原本無法接受手術或其他根治性治療的患者獲得新的治療契機，更有望提高整體治癒率。可預見未來藥物治療在早期肝癌治療中，將扮演更為關鍵的角色。此進展過程需要肝膽內外科、腫瘤科以及多專科介入治療等跨領域緊密協作；同時，深入探究藥物作用機制也至關重要。通過高品質的臨床試驗，有望加速研究成果轉化為實際臨床應用和新藥開發，為肝癌患者帶來更多治療上的新曙光。

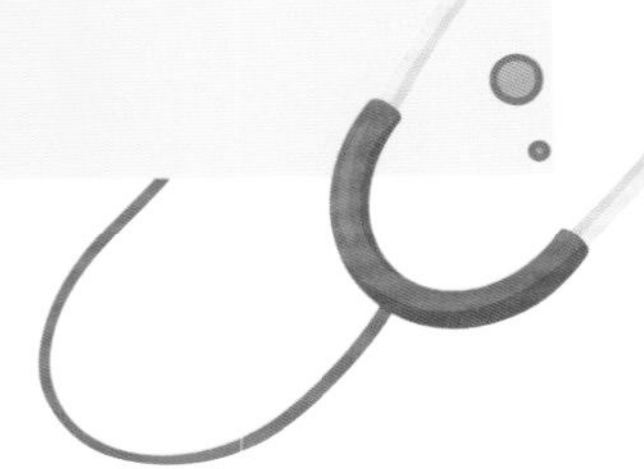

人體第二基因組
不可忽視腸道微菌叢 維持健康，防治疾病

• **吳俊穎醫師**
國立陽明交通大學生物醫學資訊研究所講座教授兼所長
臺北榮民總醫院轉譯研究科暨胃腸肝膽科講座教授

在現代醫學的快速發展中，腸道微菌叢研究成為引人注目的新興領域。被稱為「人體第二基因組」的微生態系統，正在改變人類健康和對疾病的理解。認識腸道微生物影響這些疾病的進程，以及被用作創新治療方法的基礎，更好地理解人體「內在生態系統」，洞察未來醫學發展的新方向。

認識腸道微菌叢

腸道微菌叢與人類健康息息相關，其複雜的微生態系統包括腸道內的各種微生物（細菌、病毒、真菌、古菌、黴菌等）及其代謝物。雖然人類只有約 2 萬 5 千個基因，但腸道微菌叢卻擁有超過 300 萬個基因，是人類基因數的 100 倍以上。因此，腸道微菌叢被譽為人類的「第二個基因組」（圖 3-7-1）。

過去常聽說有些人「喝水都會胖」，而有些人則大吃大喝卻保持苗條；有些人對藥物治療反應良好，有些人則效果不佳。這些所謂的「體質」差異，很大程度上可以歸因於腸道微菌叢的不同。事實上，腸道微菌叢不僅影響疾病的發生，還會影響治療的效果。

圖3-7-1 關於人體微生物叢與微生物相的趣聞

- 你的身體組成有超過 50% 是微生物叢－包含了各種細菌、病毒、原生生物與真菌
- 其中單是腸道內就有多達 5000種不同的種類
- 一個人體內微生物相所佔的重量可達 2 公斤
- 人體微生物相包含了超過2億個基因，遠超過人體本身的2萬個基因
- 微生物相構成了我們的第二個基因組

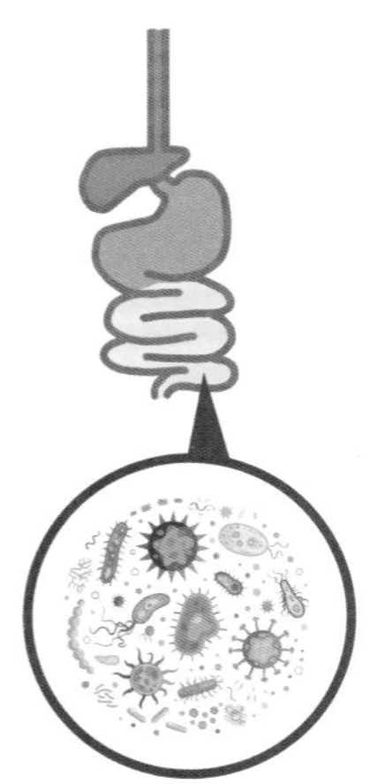

對消化系統的影響

腸道微菌叢失衡，即菌群比例和功能偏離健康狀態，會增加多種消化系統疾病的風險。在癌症方面，除已知的幽門螺旋桿菌與胃癌、肝炎病毒與肝癌的關聯外，最新研究發現腸道微菌叢的變化與大腸癌、胃癌、肝癌、胰臟癌等消化系統癌症的發生風險密切相關。腸道微菌叢失衡可能導致消化系統慢性發炎，引發免疫反應，從而增加癌症風險。放眼未來，將腸道微菌叢成為消化系統癌症的篩檢工具，甚至發展出特定的次世代益生菌來預防癌症（圖 3-7-2）。

圖3-7-2

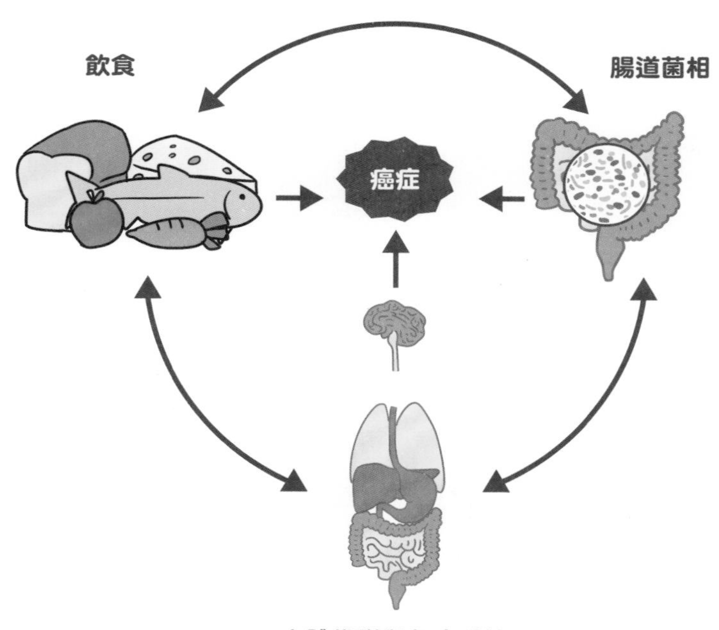

以常見的脂肪肝為例，研究顯示許多患者的腸道微菌叢存在失衡狀態，其與脂肪肝的嚴重程度及肝功能異常呈正相關。有些脂肪肝患者體內甚至存在「酒精自釀菌」，可將碳水化合物代謝為酒精，加劇脂肪肝形成。有趣的是，當患者成功減重後，體內的酒精自釀菌數量也相對減少。

腸道微菌叢在的治療

腸道微菌叢成為多種消化系統疾病的治療靶點，其中最著名的是針對艱難梭菌感染引起的偽膜性結腸炎的糞菌移植治療。這種疾病常見於長期使用抗生素的老年患者，導致嚴重的腸道微菌叢失衡，因而引起腹瀉、腹痛、發燒等症狀。對於反覆發作或抗生素治療效果不佳的患者，糞菌移植治療的成功率高達90%以上。

在發炎性腸疾（包括潰瘍性結腸炎和克羅恩病）的臨床試驗中，腸道微菌叢療法也取得令人振奮的成果。自身免疫性疾病主要表現為腹痛、腹瀉和腸道出血，對於傳統治療效果不佳的患者，糞菌移植可顯著改善臨床症狀和腸道黏膜狀況。

消化系統癌症的藥物治療中，腸道微菌叢同樣扮演著重要角色。研究發現，腸道微菌叢對健康患者的癌症免疫治療更佳，將治療反應良好患者的腸道微菌叢移植給反應不佳的患者，有效提高後者的治療效果。這些發現突顯了腸道微菌叢在癌症藥物治療中的關鍵作用。

健康的腸道微菌叢

鑒於腸道微菌叢在消化道疾病的發生和治療中，扮演如此重要的角色，維持健康的腸道微菌叢變得尤為重要。醫師建議保持均衡飲食、規律運動、有規律的生活作息、充足睡眠，避免不必要的藥物使用。隨著醫學研究的深入，有更充分的證據支持這些建議；保持良好的生活方式有助維持健康的腸道微菌叢，還能降低消化系統疾病的風險（圖 3-7-3）。

圖3-7-3

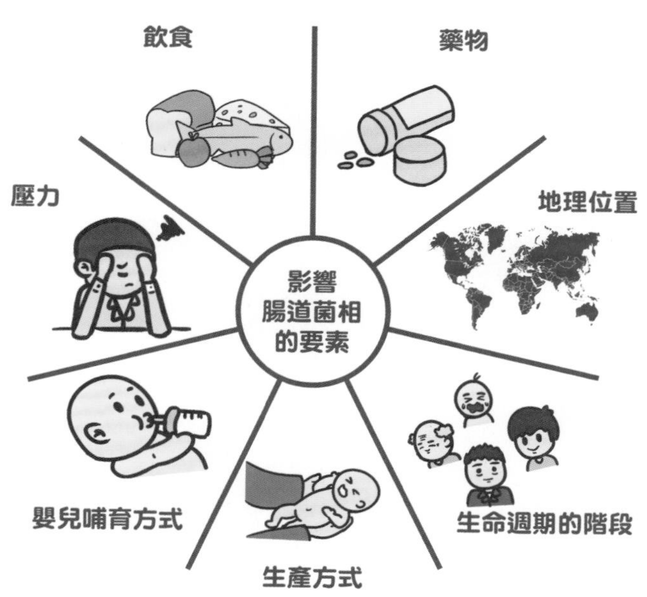

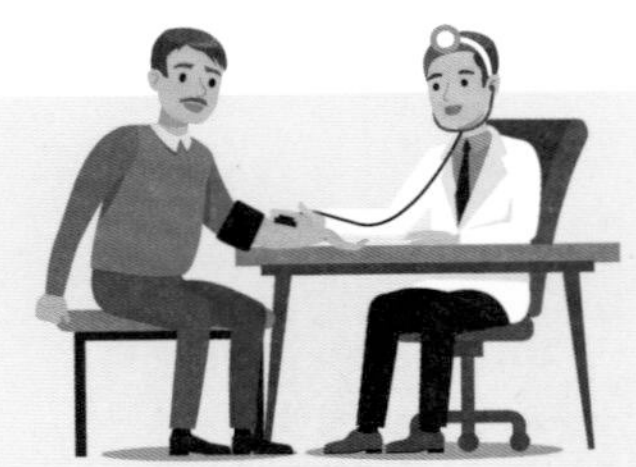

名醫診察室

腸道微菌叢研究的蓬勃發展，為消化系統疾病的預防、診斷和治療都開闢新的前景。可見腸道微生物群落對人體健康的深遠影響，以及其在疾病治療中的巨大潛力。然而，相關領域仍處於快速發展階段，許多問題有待解答，許多應用尚待實現，期望隨著研究的深入，有望開發更精準且個性化的治療方案，甚至透過調節腸道微菌叢來預防某些疾病的發生。

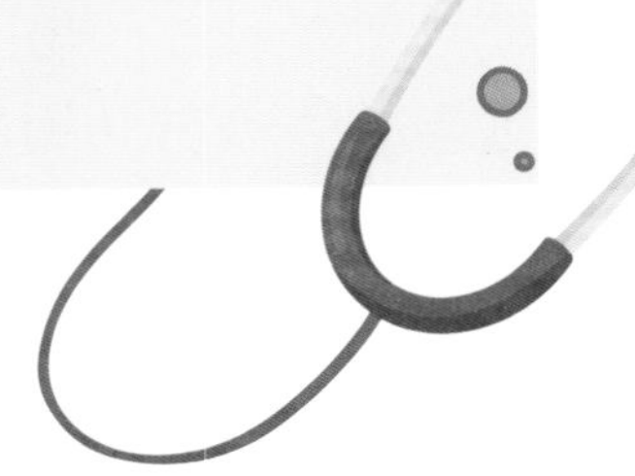

改善預後不良
胰臟癌的流行病學與化學治療的必要性

• **陳仁熙醫師**
中華民國癌症醫學會理事長
長庚大學兼任教授
林口長庚紀念醫院血液腫瘤科教授
林口長庚紀念醫院血液腫瘤科顧問級主治醫師

胰臟癌是一種預後不良的惡性腫瘤，絕大多數患者都需要接受化學治療。根據臺灣癌症登記 2020 年度報告，胰臟癌新發病例約 3012 例，佔所有癌症新病例的 4.88%，位居第 13 名。在發生率方面，男性排名第 12 位，女性排名第 13 位；然而，其死亡率卻相對較高，在男性中排名佔第 8，女性中更是高居第 5，凸顯該疾病的嚴重性。由於大多數病例在診斷時已處於晚期階段，化學治療成為絕大多數胰臟癌患者治療中不可或缺的一部分。

胰臟癌多預後不良

胰臟癌預後不良主要歸因於兩個因素：診斷時間較晚和對全身化學治療的敏感性較低。早期診斷並進行根除性手術是唯一有效的根治方法，惟早期胰臟癌病例並不常見。因此，絕大多數患者的治療方案中，都不可避免地需要使用化學治療。這種治療方式雖無法完全根治疾病，但在控制腫瘤發展和緩解症狀方面仍發揮重要作用。

胰臟癌藥物治療

自 1997 年起，Gemcitabine（臺灣商品名健澤或健仕）已成為標準治療方法，具有較好的臨床獲益，但客觀緩解率仍然較低，中位總存活期僅 6 個月。目前常見的第一線治療包括 CPT-11（抗癌妥）、Oxaliplatin（歐立普）、5-FU（氟尿嘧啶）和 Leucovorin（亞葉酸）四藥合併（FOLFIRINOX），但毒性偏高。Gemcitabine 併聯合白蛋白結合型紫杉醇（Abraxane;亞伯杉）也是全球較通用的轉移性胰臟癌的一線治療方法，臺灣健保已給付此處方為第一線第四期用藥。口服 S-1 是東亞和臺灣晚期胰臟癌的替代治療方案。近年來，Liposome CPT-11（安能得）合併 5-FU/LV 的二線治療，已被國家綜合癌症網絡（NCCN）指南推薦，目前也獲得臺灣國民健康保險給付（表 3-8-1）。

表3-8-1 目前臺灣常見治療胰臟癌藥物之現況摘要

藥物學名	臺灣商品名	健保使用條件	非健保使用條件
Gemcitabine	健澤或健仕	局部晚期第四期	術後輔助 術前治療
Nab-paclitaxel (Abraxane)	亞伯杉	需要合併Gemcitabine 於第四期第一線	
Oxaliplatin CPT-11 5-FU/LV (FOLFIRINOX)	歐立普、 抗癌妥、 氟尿嘧啶/ 亞葉酸：	這些藥物需合併 使用於第四期第一線	術後輔助 術前治療
S-1	愛斯萬	局部晚期第四期	術後輔助 術前治療
CPT-11 Liposomes	安能得	用於第二線在使用 Gemcitabine惡化後	

化療運用在胰臟癌

化學治療藥物在晚期的進步，運用在可切除病例術後的輔助化療，顯示出更好的生存益處。目前在局部或可切除胰臟癌的誘導化學治療，先進行放射化療或再實施手術也是可行的。化學治療已成為胰臟癌各階段治療的重要方式之一，而在使用化學治療時，評估患者的體能狀態和合併症很重要。

儘管老年胰臟癌病患通常預後較差，若有足夠的體能狀態，仍可從化學治療中受益。近年來，多學科方法的發展提高胰臟癌患者的存活率。儘管化學治療具有相關毒性，但若治療前有考慮化學治療的特定不良反應，反而提升患者的生活品質。同時，需尋求具有專業及經驗的腫瘤內科醫師來診療。

免疫治療和精準醫療

近年來，免疫檢查點抑制劑在肺癌、黑色素瘤等固態腫瘤有很多突破，但在胰臟癌治療中的效果並不順利。然而，次世代基因定序（NGS）的進步顯著改善腫瘤基因組分析的精密度及速度，能夠以非化學治療藥物方式探索治療。目前陸續進行針對跨器官驅動突變（包括 HER2、BRAF、BRCA1/2 和錯配修復基因等）之標靶藥物試驗。

此外，癌症基礎研究的快速進展也促成全球各種癌症治療的新機制藥物之研發，為晚期胰臟癌患者帶來一線曙光。由於可用的治療方案越來越多，臨床腫瘤專業醫師必須明智地選擇治療方式來對抗這種致命的癌症，甚至鼓勵病人參與各種臨床試驗。另一方面，選擇適當的組織取樣方法，以獲得足夠量的組織，對於分析癌症細胞的突變是必要的。然而，在進行組織取樣之前，更應考慮病人安全和醫療單位的設施及人員經驗。

總之，胰臟癌的治療正在不斷進步，結合化學治療、精準醫療和個人化治療方案，為患者提供更多希望。醫師和患者之間的充分溝通和協作，將有助於選擇最適合的治療策略，提高生存率和生活品質。

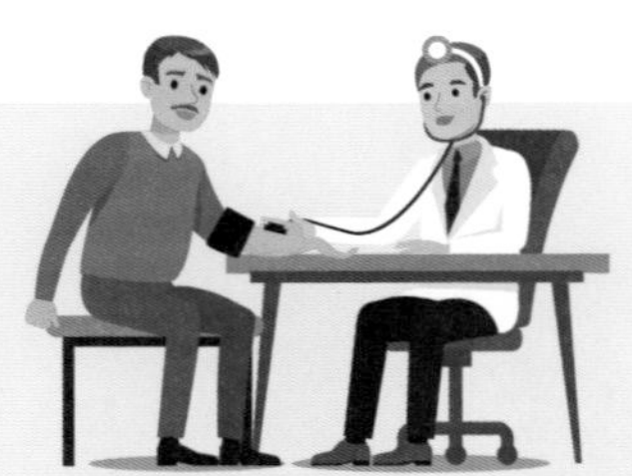

名醫診察室

胰臟癌的治療雖然仍面臨諸多挑戰，但近年來的進展給患者帶來了新的希望。從傳統的化學治療到新興的免疫療法和精準醫療，治療選擇日益多樣化。未來，隨著基因組學、免疫學和藥物開發技術的進步，我們有望開發出更有效、更個性化的治療方案。然而，早期診斷仍然是提高胰臟癌治療效果的關鍵。因此，加強公眾對胰臟癌風險因素和早期症狀的認識，以及開發更靈敏的早期診斷技術，將是未來研究的重點方向。面對胰臟癌，醫療界需要持續創新，而患者則需要保持希望和勇氣。只有通過醫患合作，結合最新的科研成果和個性化的治療方案，我們才能在與胰臟癌的戰鬥中取得更大的進展。

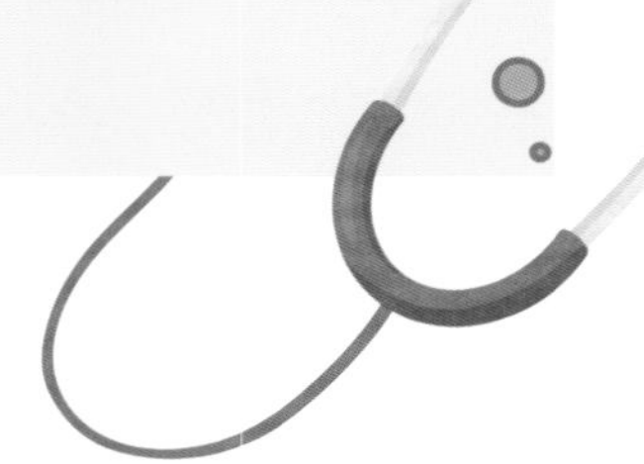

又稱賈伯斯病
神經內分泌腫瘤
從流行病學到最新治療

• **黃燦龍 醫師**

林口長庚醫院外科部一般外科教授
林口長庚醫院顧問級主治醫師
長庚大學醫學院醫學系教授
臺灣消化外科醫學會前理事長
臺灣胰臟醫學會前理事長
臺灣神經內分泌腫瘤學會前理事長

提到神經內分泌腫瘤，這腫瘤在腸胃道腫瘤中的盛行率僅次於大腸癌，甚至是胰臟腺癌的兩倍。在 2011 年秋季引起全球的關注，尤蘋果公司創辦人賈伯斯的患病震驚了科技界，這神秘的胰臟腫瘤奪走這位科技巨擘的生命。從那時起，「賈伯斯病」就成為神經內分泌腫瘤的代名詞。雖然胰臟腺癌的預後通常不佳，但胰臟神經內分泌腫瘤這種胰臟惡性腫瘤的預後卻相對較好。值得慶幸的是，目前醫學界發展出多種治療方式來應對這種腫瘤。這不僅為患者帶來了希望，也為醫學界在對抗這種疾病的過程中注入了新的動力。

神經內分泌腫瘤的歷史與流行病學

神經內分泌腫瘤的研究歷史已逾 150 年。歐美地區，尤其是歐洲，在這一領域的研究尤為深入。隨著診斷技術的進步和治療指引的確立，神經內分泌腫瘤逐漸為人所知，並能在早期被發現。這類腫瘤的特點是可能引發特殊的內分泌症狀，如低血糖、慢性難治消化道潰瘍或長期腹瀉等，這些症狀都源於體內過度分泌功能性荷爾蒙。

在過去，神經內分泌腫瘤曾被稱為「類癌」（Carcinoid）。2000 年，世界衛生組織（WHO）統一了其命名，並確立了病理分類和診療方式，使得這種疾病得到更多關注。根據 2013 年國家衛生研究院公布的臺灣癌登資料分析，每年估計新增 400 位神經內分泌腫瘤患者。

神經內分泌腫瘤的檢測

對於疑似神經內分泌腫瘤患者，目前許多醫院可進行血中嗜鉻

圖3-9-1 神經內分泌腫瘤病人的主要症狀

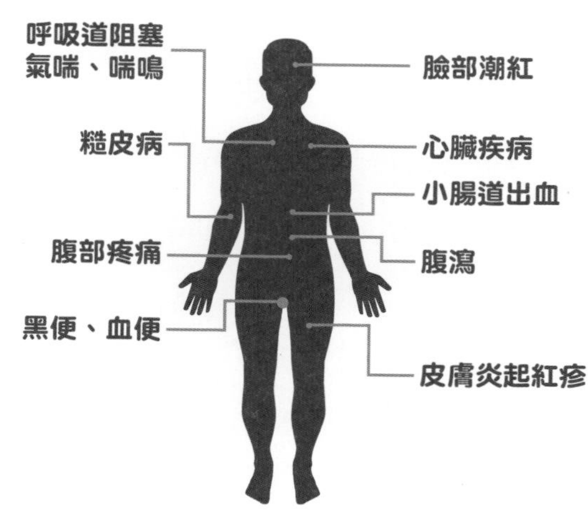

粒蛋白 A（Chromogranin A, CgA）的檢測。如果 CgA 值超過正常值兩倍（正常值為 100ng／ml），意味著體內存在神經內分泌腫瘤，進一步的診斷需要進行影像學檢查以定位腫瘤病灶。值得注意的是，部分患者的腫瘤因荷爾蒙分泌量較低，而表現出不明顯的功能性症狀，這種情況稱為「非功能性神經內分泌腫瘤」。診斷主要依靠病理組織切片，只要符合 WHO 確診標準的嗜鉻粒蛋白 A 或突觸素（Synaptophysin）染色呈陽性，即可確診為神經內分泌腫瘤（圖 3-9-1）。

提升疾病意識的重要性

神經內分泌腫瘤分為功能性和非功能性兩類。功能性腫瘤會產生影響身體機能的荷爾蒙，導致慢性消化潰瘍、腹瀉、低血糖等症狀；然而，部分患者只有輕微症狀甚至無症狀。由於其臨床表現常與其他疾病相似，如何在症狀出現時及時識別此疾病，實現早期診斷，一直是醫學界努力的方向。

確診主要依靠三個方面：臨床症狀（如間歇性低血糖、持續性腹瀉、臉部潮紅或難治性消化道潰瘍）、血液檢查（如胰島素、胃泌素、CgA 等）以及影像學檢查（如內視鏡、CT、MRI、核醫檢查等）。值得警惕的是，若腹痛、胃潰瘍、咳嗽、皮膚炎等久病不癒 10 症狀，症狀來自內分泌過量分泌，症狀反覆出現數週以上，而且吃藥後仍沒有改善，要留意可能是「神經內分泌瘤」在作祟。

神經內分泌瘤是內分泌系統的神經細胞病變造成的腫瘤，會分泌荷爾蒙，除了腫瘤本身的威脅，還會出現內分泌過量的症狀；而且只要是有神經內分泌系統的器官，都有可能發生。神經內分泌瘤的發生部位 60% 在腸胃道，在臺灣以直腸最多，其次是胃和胰臟，肺部則佔 30%，其他像是腎臟、乳房、攝護腺、子宮等，都有可能發生。症狀則依照那一種內分泌過量，例如分泌胰島素，會導致低血糖而盜汗、心悸；若是分泌胃泌素，可能反覆胃潰瘍、腹瀉、腸胃出血、血便；如果是產生組織胺，則可能引發氣喘、哮鳴、甚至心臟瓣膜疾病。整體來說，最常出現的症狀是低血糖、熱潮紅、反覆腹痛、反覆胃潰瘍，其他還包括咳嗽、心悸、氣喘、發熱、皮膚炎、盜汗等 10 大警訊（圖 3-9-2）。

圖3-9-2 神經內分泌腫瘤病人的十大警訊

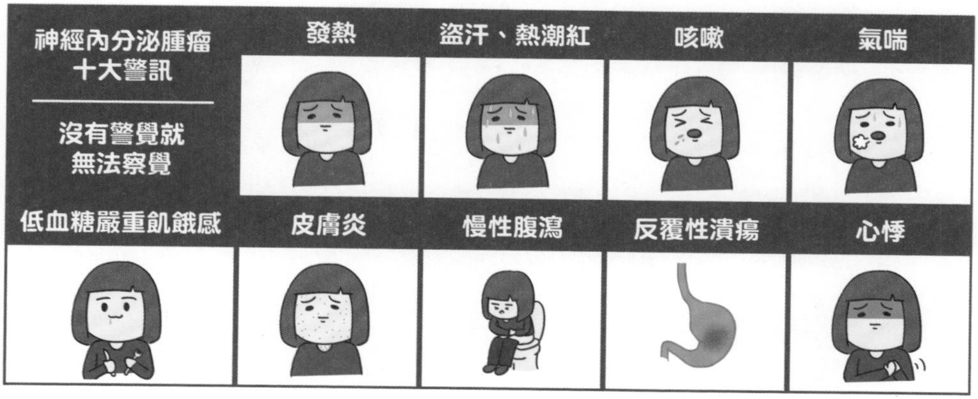

神經內分泌腫瘤十大警訊 沒有警覺就無法察覺	發熱	盜汗、熱潮紅	咳嗽	氣喘
低血糖嚴重飢餓感	皮膚炎	慢性腹瀉	反覆性潰瘍	心悸

神經內分泌腫瘤的分子影像學

在分子影像學檢查中，Octreoscan 和 Ga68 PET scan 是常用的方法。此外，F18-FDG PET-CT 作為一種非特異性腫瘤顯像方法，也適用於神經內分泌腫瘤的檢查。此方法反映了腫瘤細胞的葡萄糖代謝特點，能夠顯示腫瘤的代謝活躍程度，進而評估腫瘤的生長速度和惡性程度。

神經內分泌腫瘤的治療

「內視鏡切除」對於消化系統和呼吸系統的神經內分泌腫瘤，透過各種內視鏡檢查（如胃鏡、腸鏡、支氣管鏡等）進行直接觀察，並在內視鏡下進行組織切片或腫瘤切除（表 3-9-1）。

「手術治療」是神經內分泌腫瘤的主要治療方法，手術原則是盡可能完整切除腫瘤，同時保留周圍重要器官。即使是低級別的神經內分泌腫瘤，也需要清除周圍可能轉移的淋巴結。

「PRRT 治療」是肽受體介導的放射性核素治療（PRRT），為新興的治療方法，特別適用於生長抑素受體分化良好的神經內分泌腫瘤。這種方法利用放射性核素標記的生長抑素類似物，與腫瘤細胞上的生長抑素受體結合，從而發揮抗腫瘤作用。2018 年的美國 FDA 正式批准了使用 Lutetium-177（177Lu）標記的生長抑素類似物用於治療胃腸胰神經內分泌腫瘤。

透過多樣化的診斷和治療方法，神經內分泌腫瘤的治療管道不斷改善，為患者提供更好的預後和生活品質。

表3-9-1 神經內分泌腫瘤病人的分級治療原則與預後

分級	第一級	第二級	第三級
治療方法	• 手術 • 荷爾蒙治療 • 標靶治療 • 化療–胰臟效果較佳，直腸則不佳 • 放療–轉移至腦或骨頭較適合 • 轉移至肝臟，可進行動派栓塞或電燒		• 手術 • 化療 • 放療
平均存活時間	16.2年	8.3年	10個月

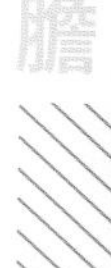

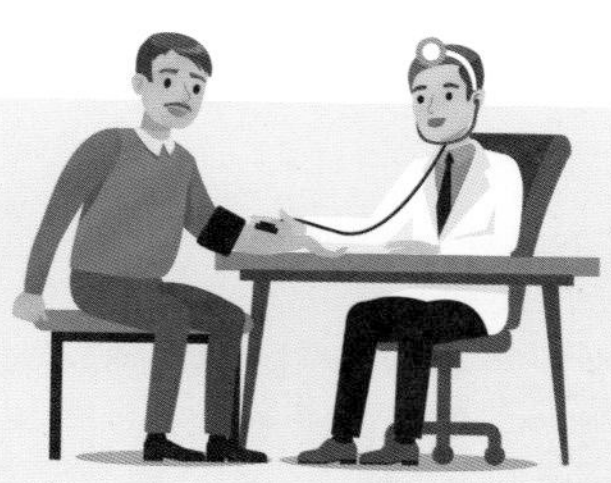

名醫診察室

「心存希望，能夠活得更好更久」，讓病患在抗病的過程持續常保有希望與信心，才能與腫瘤共存。這幾年醫界建立治療準則，加上陸續有新藥的推陳出新，對此疾病的治療會更樂觀。

添加營養新知

「肝寶貝」復原新寶典 全方位肝膽手術

• **賴聖如營養師**
臺大醫院營養室臨床營養師
• **吳經閔醫師**
臺大醫院外科臨床副教授
• **林明燦醫師**
臺大醫院外科教授暨一般外科主任

肝臟是人體營養代謝的中樞，對維持健康至關重要，負責營養素的處理、轉化和平衡，肝臟疾病下可嚴重干擾這些功能，引發一系列營養問題。當肝臟手術作為重要的治療手段時，對患者的營養威脅非常大。本篇重點介紹肝臟手術前後的營養評估和治療策略。通過適當的營養管理，改善患者術前狀態，提高手術成功率，減少併發症，並促進術後恢復。故精確評估、個性化方案和持續監測是肝臟疾病和手術患者營養管理的核心要素。

肝臟在營養代謝中的關鍵角色

肝臟是人體中負責營養素消化、代謝、吸收、儲存、利用及維持體內營養平衡的核心器官，飲食透過腸胃道吸收並分解營養素，再經由腸繫膜靜脈和肝門靜脈運送至肝臟。肝臟宛如一座營養素加工廠兼總指揮中心，負責轉換營養素、合成所需物質，並維持身體運作、組織修復和成長所需的原料與能量。此外，肝臟還儲存部分營養素以備不時之需。

肝臟的營養相關功能還包括：合成人體所需的蛋白質（如急性蛋白、白蛋白等）、凝血因子、肝醣和葡萄糖等生存必需物質；分泌膽汁、有機離子、膽固醇及多種脂溶性物質；過濾血液中的免疫複合物、細菌、內毒素及腸道產生的病原物質或毒素（如腸肝循環）；調節新陳代謝，製造酵素、細胞激素、生長因子，同時控制維生素及礦物質的吸收和儲存。

肝臟疾病導致營養不良

肝臟疾病患者常因多種因素而出現營養不良。首先，嚴重肝病患者常有噁心、嘔吐、腹脹和嚴重腹水等症狀，影響腸胃蠕動和進食量。肝腦病變患者因意識不清無法正常進食，加上飲食限制（如鹽、水、蛋白質等），更增加營養不良風險。其次，肝臟疾病會導致營養素代謝和吸收異常，如胰島素阻抗、體蛋白質異化、高血氨症、脂肪瀉、低血糖、腹水和低白蛋白血症等。此外，嚴重肝病會降低肝臟儲存營養素的能力，特別是肝醣及維生素 A、D、E、K、B12 及葉酸。在熱量補充不足或不當飢餓狀態下，可能導致肌肉崩解作為糖質新生原料。

還有腸道菌相改變，也是一個重要因素。腸黏膜水腫和腸內菌過度增生會與宿主競爭重要營養素，改變代謝功能，破壞腸黏膜，引起腸胃不適症狀，影響食慾並導致消化吸收異常。此外，藥物和體內毒素也會影響營養吸收和代謝，因此營養不良是肝臟疾病特有且常見的嚴重問題，可引起血糖異常、水腫、腹水、凝血功能異常、抵抗力下降，並增加手術併發症風險。適當的營養輔助會提高患者免疫力，減少感染和術後併發症的發生。

肝臟手術前的營養評估

手術是多種肝病治療的重要手段，但由於肝臟是營養加工廠和轉運站，圍術期的患者普遍已存在營養不良。研究顯示，術前營養不良會增加術後併發症和死亡風險。因此，評估營養狀況、肝臟和胃腸道功能後，才能正確選擇營養策略，提供必要的營養支持。

營養狀態的篩檢和評估可參考以下參數：身體質量指數

（BMI）小於 18.5 可能表示嚴重營養不良；非自願性體重減輕（6 個月內減輕超過 10% 或 3 個月內減輕超過 5%）；去除脂肪體重指數（Fat Free Mass Index）女性 <15 kg/m2，男性 <17 kg/m2；非嚴重肝硬化患者的血清白蛋白（albumin）和急性反應蛋白（CRP）指數。需注意的是，肝臟衰竭患者本身製造蛋白能力受損，因此不能單純用白蛋白數值評估營養狀態。

對於嚴重營養不良患者，手術可以延期或與手術團隊討論後續營養治療計畫，開始使用必需或特殊配方的腸內營養（EN）或腸外營養（PN）治療。必要時可尋求營養師進行全面營養評估，考慮在術前 10～14 天介入營養支持，特別是體弱者、肌肉減少症患者、癌症患者和嚴重肝硬化者，建議提早更多時間介入營養治療。

肝臟圍手術期的營養治療

術後加速康復（ERAS）建議麻醉前 6 小時允許患者攝取固體食物，若無吸入高風險，可持續飲用清澈液體直到麻醉前 2 小時，有助於術後復原。但禁食評估仍依手術及麻醉方式而有變化，請遵醫囑進行。對肝病患者而言，飲用含糖清流質至麻醉前 2 小時很有價值，因為肝功能異常患者的肝醣貯存量較少，長時間禁食可能導致體內肝醣耗盡引起糖份不足及體蛋白降解而影響康復。因此，相較於正常人，肝病患者在禁食期間需積極補充含糖輸液或口服含糖液體，以減少手術圍期胰島素阻抗程度、低血糖事件和蛋白質異化程度。

肝臟手術後的營養治療

肝膽是營養代謝的重要器官，手術後導致蛋白質合成、肝醣儲存、脂肪消化和解毒功能受損，引起營養代謝紊亂，並與疾病進展相關。正常肝組織具有驚人的再生能力，但肝大部切除術後或存留組織功能不佳時，生化和代謝的巨大變化會帶來嚴重後果，甚至威脅生命。若營養補充不當，可能出現黃疸、肝腹水、肝衰竭等嚴重併發症。

大多數患者術後因厭食和吸收不良而出現明顯體重減輕，延續術前營養不佳、手術壓力和口服攝取不足的情況。超過一半的肝臟手術病人的營養不良狀況，持續超過 2 週。因此，早期進食的營養策略對促進術後恢復很重要。由於肝臟手術通常不影響腸胃道，若患者可以經口進食，建議逐步增加蛋白質和熱量攝取。

如果經口攝食或管餵食（鼻胃或鼻空腸餵食）無法滿足熱量需求，需要藉助靜脈營養點滴補充，提供適當的白蛋白、葡萄糖支持，並維持正常電解質環境，以最大限度地減少術後代謝紊亂的發生。必要時應儘早介入全靜脈營養，即使全靜脈營養可能造成膽汁淤積和肝功能異常。

雖然營養介入治療無法立即見效或治癒原病灶，但透過改善營養狀況減少術後併發症，增加臨床治療空間，延長存活期和提高生活品質。先前研究顯示，補充以支鏈胺基酸（Branched-Chain Amino Acids, BCAA）為主的輸液，可降低肝臟衰竭病患發生肝性腦病的風險，但相關研究證據尚不足強烈建議常規使用支鏈胺基酸，臨床使用時需特別謹慎。

手術後營養素調整策略

當腸道營養供應不足時，術後早期通過靜脈給予高能量營養支持。隨著飲食逐漸恢復，2～3 週後可逐步減少靜脈營養補充。靜脈補充原則應避免過度供應熱量，以免增加肝臟負擔並促進脂肪在肝細胞內堆積。

對於肝性腦病患者，不需限制蛋白質總量，而應選擇優質蛋白質、調整必需胺基酸比例，必要時提高支鏈胺基酸占比。確保足夠的非氮熱量醣類、油脂類食物供應更有助於減少蛋白質崩解。對於脂肪瀉嚴重者，可部分以中鏈三酸甘油酯取代長鏈油脂（不可完全取代，因為只有長鏈脂肪酸能提供必需脂肪酸）。

此外，若為合併膽囊切除手術的飲食建議。膽汁由肝臟製造，膽囊主要功能是儲存膽汁，因此切除膽囊通常不會造成身體重大影響。然而，部分病患術後初期可能出現腹脹、輕微腹瀉和消化不良等症狀。建議採用低油脂飲食，這些症狀通常會逐漸改善。

關注 3 大營養素

同時應考慮微量營養素。膽汁維持腸道酸鹼平衡，肝功能異常及手術壓力會影響礦物質、脂溶性維生素、電解質的吸收代謝以及水份膠質間平衡等問題，需持續檢驗並適時補充。補充白蛋白相關輸液對預後幫助有限，但對於水腫、腹水多的病患仍有症狀緩解效果，使用時需考慮經濟因素做適當調整。一般而言，肝硬化病患的營養需求指引（表 3-10-1）會根據臨床上不同情況，和病患狀況進行調整。

表3-10-1 肝硬化病患飲食指引

個別需求	建議
熱量需求	30-35千卡/每公斤（以理想體重作計算）
蛋白質	1-1.5公克/每公斤，需要根據肝、腎臟功能作調整
醣類	建議總熱量的45%-70%以醣類為主
脂肪	建議總熱量的20%-30%以脂肪為主， 肝性腦病變需調高，部分由MCT取代
維生素	B群考慮額外補充，特別是脂溶性維生素
微量元素	可補充鋅、鎂和硒等微量元素

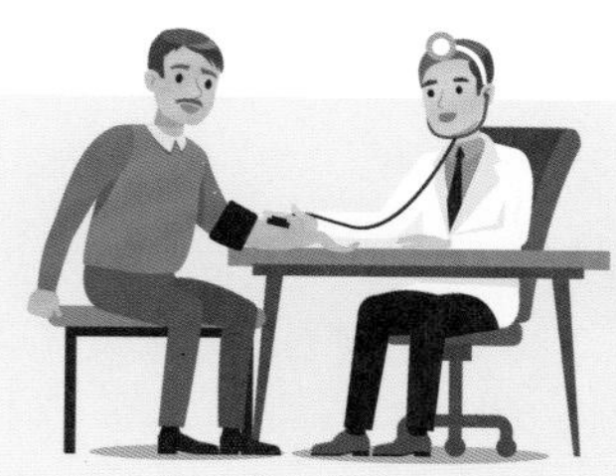

名醫診察室

「肝若好，人生是彩色的；肝若壞，人生就成了黑白片」。肝臟就像是體內的營養大總管，所有大小營養素都匯集於此，由它進行貯存、加工、再分發，同時調控荷爾蒙及營養的平衡。這個器官不僅從不喊累，即便部分切除病灶後，它還能神奇地重新生長回來，堪稱人體中永遠充滿正能量的超級英雄。然而，一旦這位勤勉的大管家罷工，其後果之嚴重將令人難以招架。因此，平日保養時不可掉以輕心，從改善作息、調整飲食及優化生活型態著手。當肝臟出現問題時，選擇正確的營養支持和治療方案才是明智之舉。唯有如此，才能真正守護肝臟健康，讓生命持續綻放絢麗色彩。

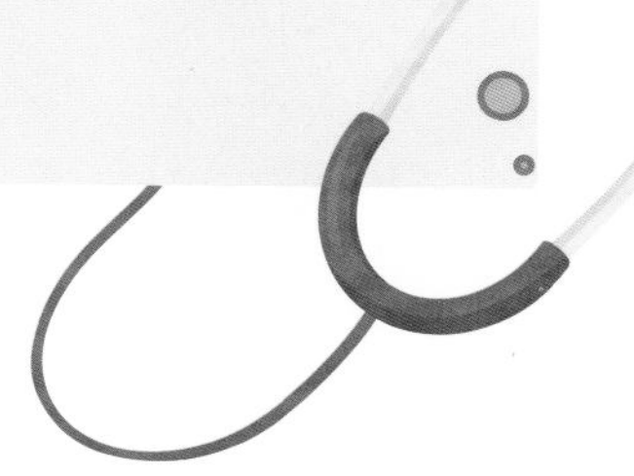

致謝

我們衷心感謝以下捐款者（按筆劃順序排列），您們的慷慨捐贈使本書得以順利出版，為大眾提供寶貴的醫學知識。您的支持不僅是對我們工作的肯定，更是對社會健康教育的巨大貢獻。

天義企業股份有限公司
王世晞
宋萬珍
育聖企業有限公司
周慶宗
法商益普生股份有限公司台灣分公司
施永雄
美時化學製藥股份有限公司
涂鴻麟
財團法人吳尊賢文教公益基金會
張延亙
張俐瑩
張儉貞
莊蕙蓴
創康醫療器材股份有限公司
斐理消化系健康慈善協會
集康國際股份有限公司
黃文信
黃蓁蓁
蔡俊逸
蕭敦仁
騏名貿易有限公司
羅氏大藥廠股份有限公司

NOTE

強肝利膽莫遲胰

診治照護保健全書

作者林肇堂 **採訪編輯**吳佩琪 **執行編輯**陳韻如 **內文插畫**廖玟傑 **封面攝影**黑焦耳攝影工作室 **美術設計暨封面設計**RabbitsDesign **行銷企劃經理**呂妙君 **行銷企劃主任**許立心

總編輯林開富 **社長**李淑霞 **PCH生活旅遊事業總經理**李淑霞 **發行人**何飛鵬 **出版公司**墨刻出版股份有限公司 **地址**台北市昆陽街16號7樓 **電話** 886-2-25007008 **傳真**886-2-25007796 **EMAIL** mook_service@cph.com.tw **網址** www.mook.com.tw **發行公司**英屬蓋曼群島商家庭傳媒股份有限公司城邦分公司 **城邦讀書花園** www.cite.com.tw **劃撥**19863813 **戶名**書蟲股份有限公司 **香港發行所**城邦（香港）出版集團有限公司 **地址**香港九龍土瓜灣道86號順聯工業大廈6樓A室 **電話**852-2508-6231 **傳真**852-2578-9337 **經銷商**聯合股份有限公司（電話：886-2-29178022）金世盟實業股份有限公司 **製版印刷** 漾格科技股份有限公司 **城邦書號**KG4032 **ISBN**9786263980839 · 9786263980846 (EPUB) **定價**499元 **出版日期**2024年12月初版　2025年1月二刷　2025年1月三刷　2025年1月四刷　2025年3月五刷

國家圖書館出版品預行編目(CIP)資料

強肝、利膽、莫遲胰：診治照護保健全書/林肇堂著. -- 初版. -- 臺北市：墨刻出版股份有限公司出版：英屬蓋曼群島商家庭傳媒股份有限公司城邦分公司發行, 2024.12

面；　公分

ISBN 978-626-398-083-9(平裝)

1.CST: 肝病 2.CST: 膽囊疾病 3.CST: 膽管疾病 4.CST: 胰臟疾病 5.CST: 臨床醫學

415.5　　113014975

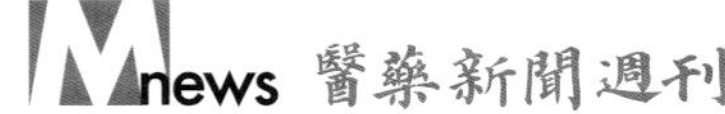